明理辨证——金维良医案选

主编 丁云东 翟丽文 贾佑铎 于秀梅

世界图书出版公司

图书在版编目（CIP）数据

明理辨证：金维良医案选 / 丁云东等主编 . -- 北京：世界图书出版公司，2021.12

ISBN 978-7-5192-9341-3

Ⅰ.①明… Ⅱ.①丁… Ⅲ.①医案—汇编—中国—现代 Ⅳ.① R249.7

中国版本图书馆 CIP 数据核字（2022）第 007431 号

书　　名	明理辨证：金维良医案选
（汉语拼音）	MINGLI BIANZHENG: JIN WEILIANG YI'AN XUAN
主　　编	丁云东　翟丽文　贾佑铎　于秀梅
总 策 划	吴　迪
责任编辑	韩　捷　崔志军
装帧设计	刘　琦
出版发行	世界图书出版公司长春有限公司
地　　址	吉林省长春市春城大街 789 号
邮　　编	130062
电　　话	0431-86805559（发行）　0431-86805562（编辑）
网　　址	http://www.wpcdb.com.cn
邮　　箱	DBSJ@163.com
经　　销	各地新华书店
印　　刷	三河市嵩川印刷有限公司
开　　本	710 mm × 1000 mm　1/16
印　　张	10.25
字　　数	94 千字
印　　数	1—2 000
版　　次	2022 年 3 月第 1 版　2022 年 3 月第 1 次印刷
国际书号	ISBN 978-7-5192-9341-3
定　　价	79.00 元

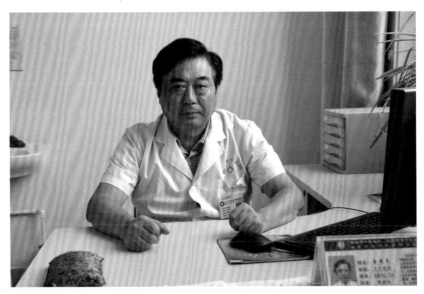

金维良主任医师在门诊

金维良主任医师处方手稿

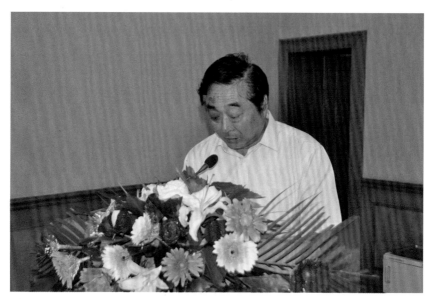

金维良主任医师参加学术会发言

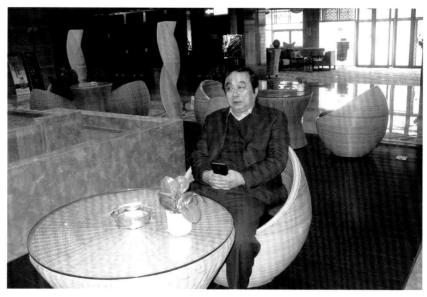

金维良主任医师生活照

编委会

主编

丁云东　翟丽文　贾佑铎　于秀梅

副主编

王　波　马东如　归艳荣　孟凡东
刘　娜　谷右天

编委

丁云东　翟丽文　贾佑铎　王　波
孟凡东　于秀梅　归艳荣　刘　娜
邱海彤　马东如　谷韵飞　宋丹华
谷右天

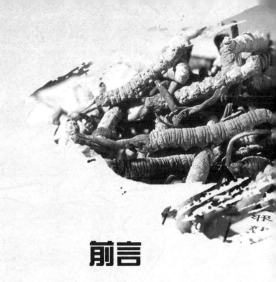

前言

在中医药学几千年发展的历史长河中，名医辈出，齐鲁大地也涌现出很多名医，比如扁鹊、淳于意、成无己等，影响颇大。特别是聊摄（今聊城市）成无己，广为人知。金维良主任医师是聊城市中医医院原党委书记、主任医师，山东省名中医药专家，山东省五级师承教育指导老师，从事中医临床工作30余年，擅长急、慢性肾病的中医诊治，主张辨证施治，注重固护肾气、兼理脾肺，倡导中医整体观念，立足经方，立足辨证施治，通过辨证与辨病相结合，扶正祛邪，调理五脏；崇尚内经恒动观，注重调节肾之水火平衡，从而在中医肾病及疑难杂症的诊治上形成自己独到的临床经验，在当地颇有名望。

2018年，作为山东省名老中医药专家传承工作室建设项目成果之一的金维良传承工作室成立。在传承工作室建设项目的支持下，我们编写本书，收集整理金维良主任医师治疗常见病、疑难病的医案，研究总结其学术思想和临床经验。

　　本书收集的医案，一是在跟师过程中所收集的具有完整记载的医案，二是整理老师曾经在学术刊物公开发表过的医案。在医案后附有老师本人发表或他人总结老师治病经验的论文数篇。本书在编写过程中，对收集的病案尽量保持原貌，以求真实性，并加以总结整理，分类编排成书。需要说明的是，关于疾病命名以中医诊断为主，对不便使用中医命名的采用现代医学命名。

　　由于我们才疏学浅，或者理解有误，加之时间仓促，本书未能全面反映金维良主任医师在诊治疾病方面的学术水平和临床经验，可能存在不足之处，敬请专家和读者批评指正。

　　最后，对参与编写及指导编写本书的各位专家表示衷心感谢！

编　者

2021 年 7 月

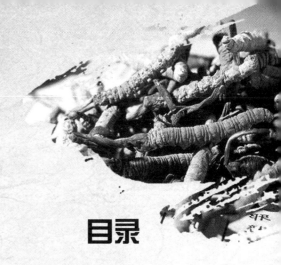

目录

医案……………………………………… 1

消渴 ……………………………… 1

伤风 ……………………………… 3

内伤发热 ………………………… 5

胃脘痛 …………………………… 8

虚黄 ……………………………… 10

心悸 ……………………………… 12

风瘙痒 …………………………… 14

淋证 ……………………………… 16

肾积 ……………………………… 22

水肿 ……………………………… 24

癃闭 ……………………………… 29

尿频 ……………………………… 33

阳痿 ……………………………… 39

腰痛 ……………………………… 50

泄泻 ……………………………… 59

痢疾 …………………………………………………… 61

慢性肾炎 ……………………………………………… 63

狼疮性肾炎 …………………………………………… 79

肾病综合征 …………………………………………… 83

膜性肾病 ……………………………………………… 91

IgA 肾病 ……………………………………………… 96

慢性肾衰竭 …………………………………………… 99

食蟹中毒 ……………………………………………… 113

附录 …………………………………………………… 115

复方丹参注射液治疗肾性水肿 29 例 …………………115

应用中成药治疗中风的体会 ……………………………118

二仙加皮酒治疗肾阳虚型男子性功能下降 32 例 …121

尿毒症应慎用大黄 ………………………………………123

激素冲击综合疗法治疗复发性肾病综合征 …………126

前列腺增生证治 6 法 ……………………………………128

中西医结合治疗紫癜性肾病综合征 …………………132

加味导赤散治疗尿道综合征 40 例 ……………………136

逍遥散加减治疗特发性水肿 38 例 ……………………139

尿频琐谈 …………………………………………………141

金维良主任医师治疗肾性水肿的临床经验 …………146

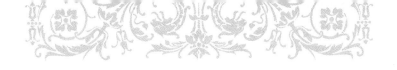

医案

消渴

　　消渴病是由于先天禀赋不足，复因情志失调、饮食不节等原因所导致的以阴虚燥热为基本病机，以多尿、多饮、多食、乏力、消瘦，或尿有甜味为典型临床表现的一种疾病。相当于西医学中的糖尿病。消渴之名，首见于《内经》，根据病机及症状的不同，《内经》还有"消瘅""膈消""肺消""消中"等名称的记载。《素问·奇病论》曰："此肥美之所发也，此人必数食甘美而多肥也。肥者令人内热，忖者令人中满，故其气上溢，转为消渴。"《内经》认为五脏虚弱、过食肥甘、情志失调是引起消渴的原因，而内热是其主要病机。

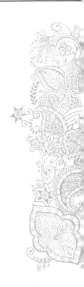

医案

患者：女，62岁，1995年11月24日就诊。

主诉：患者2型糖尿病3年，经多方治疗无效。

现病史：患者3年来无明显口渴、多饮症状，身体臃肿肥胖，精神疲惫，常感头晕，气短乏力，少气懒言，活动稍多易出虚汗，手足心热，纳食不香，尿有异味，舌质淡红，体胖有齿痕，苔薄白，脉细数无力。

辅助检查：EKG提示：慢性冠状动脉供血不足；B超示：脂肪肝；尿糖（++），空腹血糖8.3mmol/L。

中医诊断：消渴病。

辨证：中阳不足，脾肾亏虚，痰浊湿泛。

西医诊断：糖尿病。

治则：温养脾肾，补中气，运痰湿。

方药：补中益气汤加减。生黄芪20g，党参15g，当归12g，升麻6g，柴胡10g，陈皮10g，白术10g，茯苓15g，节菖蒲15g，清半夏10g，枳实10g。3剂，水煎服，每日1剂。

二诊：3剂后患者气短乏力明显减轻，精神好转，虚汗少，纳增。仍时感头沉不清，舌质淡红，无齿痕，苔薄白，脉细稍弱，尿糖（+）。上方去升麻，加枸杞子10g，菊花10g。继服7剂后查尿糖（+-），空腹血糖6.3mmol/L，B

超及 EKG 提示脂肪肝和慢性冠状动脉供血不足均较明显改善。嘱上方制成水丸，每日 20g，分 3 次服，30 天后复查血糖、尿糖已恢复正常，无明显不适症状，随访半年未复发。

按语：糖尿病患者，特别是老年患者大多无典型多饮、多食、多尿及形体消瘦之"三多一少"症，而多形体臃肿肥胖，少气懒言，形疲神倦，心悸脘痞，大便溏薄，小便清长多味，舌淡，质多胖大且润，苔薄白，脉象以虚缓濡为主。此乃素体阳虚，中州失煦；或痼疾日久，长服清热泻火之剂，使中阳受戕中气虚馁，脾土困顿，健运失权，湿痰中生，致使血糖无以调节利用而积蓄，尿糖无以固摄而外泄。对于此类患者，重点应甘温益气养阳。益气者，益脾气助生化之源以固后天，痰湿得运；养阳者，阳振气化则浊散，血糖得以调节。方选补中益气汤加减常获佳效。

伤风

伤风是因人体感受外邪，如风寒、风热、暑热等邪气，侵犯人体而产生的一种疾病，而以风邪为主要邪气相当于西医学中的感冒、上呼吸道感染。本病一年四季皆可发生，是小儿常见病。小儿因肺常不足，卫外功能不足，抵抗力差，易感病。六淫侵袭，风为首领，每多兼挟，故外邪致病，以风邪为主，常挟寒、挟热，或兼伤食。临床所见以风寒、风热或挟食滞等证为多见，又邪多自口鼻而入，鼻为肺窍，肺主卫，外合皮毛，故一旦感染，以肺卫、鼻与咽喉见症为多。

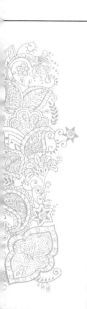

医案

患儿：男，6岁，1996年3月2日就诊。

现病史：患儿于1周前发热恶寒，咳嗽吐痰，头痛咽痛，鼻塞流清涕，用抗生素后患儿仍持续发热，体温波动在37.5～38.5℃，精神萎靡不振，厌食，咳嗽顿作，汗出渍渍，扁桃体肿大没咽，舌质淡红，苔薄黄，脉弱略数。

中医诊断：伤风。

辨证：脾肺气虚，余毒未解证。

西医诊断：小儿感冒。

治则：益气扶阳，解毒祛邪。

方药：补中益气汤加减。生黄芪10g，白术6g，陈皮6g，升麻3g，柴胡6g，党参10g，当归6g，甘草6g，桔梗6g，防风6g，川芎6g，杏仁6g，黄芩6g。每日1剂，分2次服用，并嘱停用一切抗生素及退热药。

二诊：2剂后复诊，患儿体温已复正常，精神纳食明显好转，扁桃体肿大消失大半，仍少许出汗和咳嗽，舌淡红，苔薄白润，脉较前有力。效不更方，续服2剂后患儿痊愈。

按语：此类患儿多为感冒后应用大量抗生素或退热药，致病情迁延不愈，精神萎靡，发热自汗，咳嗽，扁桃体肿大等。小儿为稚阴稚阳之体，脏腑娇嫩，气血未充，肺脾薄弱，卫外不固，这是与成人不同的生理特点。特别是近代，有的小儿或先天不足，或后天失调，父母过于溺爱，进一步造成小儿体质虚弱，易感冒后容易迁延不愈，加之抗生素及清热解表等寒凉药的应用，伐正折阳，正气进一步损伤，而余毒并未解除，正气无力托毒外出。只有补益脾肺之气，采用扶正祛邪之法，方可助生发之气，祛毒外出。但需注意的是，小儿脏腑清灵，随拨随应，一要掌握有效剂量，二要中病即止，不可有过。

内伤发热

内伤发热是指以内伤为病因，以脏腑功能失调、气血水湿郁遏或气血阴阳亏虚为基本病机，以发热为主要临床表现的病证。一般起病较缓，病程较长。临床上多表现为低热，但有时可以是高热，更有表现为自觉发热，而体温正常。相当于西医学的功能性低热、肿瘤、血液病、结缔组织疾病、内分泌疾病及部分慢性感染性疾病所引起的发热，部分原因不明的发热等。其病因包括体质因素、情志失调、饮食失宜、劳倦内伤及大病、久病，失治误治等。早在《内经》即有关于内伤发热的记载，其中对阴虚发热的论述较详。如《素问·调经论》论"阴虚生内热"，即属劳倦内伤发热。

医案

患者：周某，女，25岁，1994年6月20就诊。

现病史：患者于2年前始每至夏季低热近3个月，入秋后正常。多次检查均未发现任何器质性病变。体温高时37.9℃，低时37.2℃。若睡眠好或情绪稳定时体温可在37℃以下。患者情绪烦躁，常与家人生气，生气时体温骤高。时值夏日也喜厚衣，胸胁满闷，口苦纳差欲吐，失眠多梦，倦怠乏力。嘴角起白色干燥皮屑，口干欲饮水，小便黄，大便干。检查未发现任何器质性病变，左侧腋温37.3℃，右侧腋温37.8℃，舌质红，苔黄厚腻，脉滑数。

中医诊断：发热。

辨证：肝胆郁热，少阳不利，胆火扰心证。

西医诊断：功能性低热。

治则：疏肝解郁，清泄痰火，和解少阳。

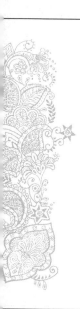

明理辨证

——金维良医案选

方药：蒿芩清胆汤加减。青蒿 15g，黄芩 12g，竹茹 12g，清半夏 10g，柴胡 10g，云苓 10g，枳实 10g，陈皮 10g，青黛 3g，滑石 30g，合欢花 10g，夜交藤 15g，莲子心 6g，甘草 6g。3 剂，水煎服，每日 1 剂。

二诊：服 3 剂后体温恢复至 36.5 ~ 37℃，余症亦减，仍稍感胸闷倦怠，用前方加减出入 10 余剂后，诸症消失而获愈。随访 2 年未复发。

按语：功能性低热临床表现主要有两个特点：一是多发于夏季或长夏湿温季节加重；二是体温升高与情志不遂、情绪波动有密切关系。本病如归属于中医外感发热或内伤发热之范畴都属不妥。多由情志不遂，肝气不舒，日久郁结化热，由肝及胆，胆经郁热，又致外受湿温之气，湿热郁遏，内外合邪郁于少阳，三焦气机不畅，脏腑功能失调所致。其治疗原则应以清透和解，从半表半里枢转驱邪为大法，使湿和热相分离，则低热可除。方用蒿芩清胆汤，其中青蒿、黄芩、柴胡可清透枢转少阳之湿热；陈皮、竹茹、枳实、半夏燥湿和胃；云苓健脾渗湿，使湿热从下而出，滑石、青黛祛暑湿之邪，引相火下行。诸药合用，相得益彰，使少阳郁热得以枢转外出，痰湿得除，三焦气机调畅。本方实为治疗功能性低热的有效方剂。需要注意的是，本病不宜贸然做出诊断，应在临床中全面查体，长期观察，在未发现任何器质性病变依据的前提下方可确诊，以免贻误病情。

胃脘痛

胃脘痛是由于胃气阻滞，胃络瘀阻，胃失所养，不通则痛导致的以上腹胃脘部发生疼痛为主症的一种脾胃肠病证。西医学中的急慢性胃炎、消化性溃疡、胃痉挛、胃下垂、胃黏膜脱垂症、胃神经官能症等疾病，当以上腹部胃脘疼痛为主要临床表现时，均可参照胃脘痛辨证论治。关于胃脘痛的论述始见于《内经》，如《素问·六元正纪大论篇》曰："木郁之发，……民病胃脘当心而痛，上支两胁，膈咽不痛，食饮不下。"中医认为本病的发生是由于外感寒邪，饮食与情志所伤，两者又互为影响，而致胃痛。

 医案

患者：男，46岁，1995年10月12日就诊。

现病史：患者上腹胀满隐痛2年余。平素饮食不规律，曾服快胃片、胃特灵等多种药物效不佳，时轻时重。近1个月腹胀痛加重，伴嗳气胸闷，食后腹胀甚，心情烦躁，口苦黏腻，时伴恶心，大便干燥，舌质红，苔黄腻，脉滑数。胃肠钡透示：浅表性胃炎，胃窦部黏膜粗乱。

中医诊断：胃脘痛。

辨证：湿热痰浊交阻中焦证。

西医诊断：慢性胃炎。

治则：清中化湿，理气和胃，化痰降浊。

方药：清中化湿汤加减。半夏10g，陈皮10g，茯苓15g，苍术10g，黄芩10g，栀子10g，厚朴10g，枳实10g，莱菔子12g，木香10g，炒麦芽12g，甘草6g。6剂，水煎服，每日1剂。

复诊：6剂后腹胀痛显著减轻，苔黄腻转薄白，大便正常，唯胃纳差，又守原方加神曲30g，麦芽30g。6剂后，症状消失。嘱上方剂量研细为水丸，每服6g，每日3次，继用半个月，并注意饮食规律，戒烟酒。胃肠钡透示胃窦部黏膜基本正常。随访1年，未见复发。

按语：中医传统的观点认为，慢性胃炎偏虚多见，或虚实夹杂。近几年我们临床观察，慢性胃炎的活动期以湿热交阻脾胃为主者并不少见。考虑有如下几个因素：一是随着人们生活水平的提高，饮食结构嗜好有所变化，喜食辛辣、甘肥之品，而谷气不消，食积不化，易酿痰湿或蕴结化热；二是在市售成药较多的情况下，一些医生滥用药

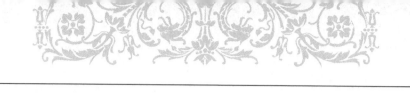

物，或患者偏信于"胃弱之言，不分寒热虚实，实证补之，热者温之"，药证不合而助邪为患；三是工作节奏加快，使人产生紧张，焦虑情绪，气郁日久化热。以上诸多病因致湿热蕴结，痰湿郁热交阻于中焦，气机枢转失畅，脾失健运，胃失和降。从病理分型上看，湿热型又多见于浅表性胃炎、萎缩性胃炎的初期。同样，本证型在治疗上如过多顾及慢性胃炎的正虚一面，佐用扶正之药，往往会壅阻气机，滞腻脾胃，不利于湿热之邪的疏利透达。其治疗原则应祛除湿热，清化中焦，疏通气机，邪除再扶正。治以清中化湿汤，方中茯苓、苍术燥湿运脾，厚朴、枳壳行气化湿，消胀除满，半夏、陈皮和胃降逆，黄连、竹茹清热解郁化痰。诸药合用，湿浊得化，痰热得除，气机调畅，脾胃复健，诸症自除。应需注意的是，本方偏于苦寒辛燥，用之应适可而止，中病即止，如兼虚者愈后还应注意扶正调养，少食辛辣油腻，饮食应规律、清淡。

 ## 虚黄

虚黄是以周身肌肤淡黄，干萎无光泽，小便自利而色不黄，两目不黄，倦怠无力，眩晕耳鸣，心悸少寐，或大便不实，舌淡苔薄，脉虚软无力为主要症状的病证。类似于西医学中的缺铁性贫血，因中医学尚无"贫血"病名，故现代中医多以"虚黄""血虚""萎黄""虚劳"等病证概括。贫血，西医学是指机体红细胞总量减少，不能对组织器官充分供养的一种病理状态。中医学认为虚黄多为劳倦过度、饥饱失常、失血之后或中气大伤，脾胃虚弱，化源不足，气血亏虚，外不能润泽皮肤，内不能营养脏腑而成虚黄。

 医案

患者：刘某某，女，44 岁，2020 年 12 月 21 日就诊。

现病史：患者面色萎黄，偶头晕，月经量多，眼睑及双下肢无水肿，纳可，眠可，无明显乏力。舌质淡红，苔薄白，脉沉弦。

辅助检查：血清总铁结合力 92.93μmol/L，血清不饱和铁结合力 87.128μmol/L，血清铁 5.8μmol/L，转铁蛋白 3.63g/L；叶酸 8.34ng/ml，维生素 B_{12} 160.73pg/ml。

中医诊断：虚黄。

辨证：气血不足证。

西医诊断：贫血。

治则：健脾益气养血。

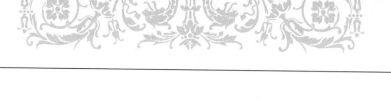

方药：归脾汤加减。白术 10g，党参 15g，黄芪 15g，当归 30g，川芎 10g，炙甘草 10g，熟地黄 15g，白芍 10g，云苓 10g，大枣 10g。14 剂，每日 1 剂，水煎服。

按语：本患者面色萎黄、头晕、月经量多，辨证属于气血两虚，方选归脾汤加减。后连续服用 3 个月余，面色红润，亦无头晕，诸症消失。归脾汤出自严用和《济生方》，主要用于治疗心脾两虚之心悸、怔忡、健忘、不寐及脾不统血、气不摄血之月经不调、崩中漏下、皮下出血等症。

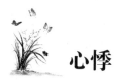 ## 心悸

心悸是指患者自觉心中悸动，惊惕不安，甚则不能自主的一种病证，临床一般多呈发作性，每因情志波动或劳累过度而发作，且常伴胸闷、气短、失眠、健忘、眩晕、耳鸣等症状。病情较轻者为惊悸，病情较重者为怔忡，可呈持续性。心悸的病位主要在心，由于心神失养，心神动摇，悸动不安。但其发病与脾、肾、肺、肝四脏功能失调相关。《黄帝内经》中虽无心悸或惊悸、怔忡之病名，但早就有关于本病的相关记载，如《素问·平人气象论》曰："左乳下，其动应衣，宗气泄也。"《素问·举痛论》曰：

"惊则心无所倚，神无所归，虑无所定，故气乱矣"。《素问·平人气象论》曰："脉绝不至曰死，乍疏乍数曰死。"

 医案

患者：史某某，男，76岁，2019年9月12日就诊。

现病史：患者心悸，面色萎黄，乏力，纳尚可，有期前收缩病史。舌质淡红，苔白，脉结代。

中医诊断：心悸。

辨证：气阴亏虚证。

治则：健脾补气养阴。

方药：炙甘草汤加减。炙甘草30g，党参15g，桂枝10g，生姜10g，麦冬15g，生地黄10g，大枣10g，麻子仁10g，当归20g。10剂，每日1剂，水煎服。

二诊：2019年9月26日。面色萎黄，气短乏力，偶口干，大便质稀。舌质淡红，苔白，脉结代。处方：太子参10g，桂枝10g，生姜10g，山药30g，生地黄15g，山茱萸15g，麦冬15g，五味子10g，云苓10g，炙甘草15g，当归15g，白芍10g，白术15g。11剂，每日1剂，水煎服。

三诊：2019年10月10日。病情好转，脉率较前规整，气色可，大便质稀，2次/日，口干。舌质红，苔白，脉弦。上方加苦参15g，改太子参为15g、桂枝为6g、炙甘草为

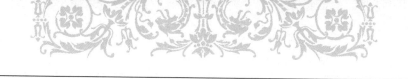

30g。14 剂，每日 1 剂，水煎服。

按语：患者平素脾胃虚弱，因饮食不节而出现心悸，邪犯于心，耗气伤阴，心阳亦不足，心气不匀，而致心悸不适，故治疗予以炙甘草汤，方中党参（因服用党参后头痛，故改为太子参）、山药、白术、炙甘草等健脾益气，五味子、麦冬养阴生脉，生地、当归、白芍养血补血，从而气血充足，阴阳调和，心悸得平。

 ## 风瘙痒

风瘙痒是以自觉阵发性瘙痒，抓后皮肤形成血痂、抓痕、色素沉着或苔藓样变等继发性皮损为主症的一种皮肤感觉异常性病证。相当于西医学的皮肤瘙痒症，好发于青壮年，冬季多见。中医文献中又称之为"风痒""血风疮""痒风""阴痒"等。《诸病源候论》云："风瘙痒者，是体虚受风，风入腠理，与气血相搏，而俱往来于皮肤之间。邪气微，不能冲击为痛，故但瘙痒也。"本病因禀赋不耐，风寒或风热客于腠理，经脉阻遏，经气不宣，而风邪往来于肌肤，则瘙痒不止。或因久病体虚之人，多气血亏虚，肌肤失于温煦濡养，肌肤干燥，血燥生风则痒；或年迈体衰，肝肾不足，阴精亏虚，精血无以充养体肤，阴虚生风则痒。或因饮食不节，过食辛辣、油腻，损伤脾胃，运化失职，生湿化热，内不得疏泄，外不得透达，郁于皮肤腠理而发。

医案

患者：韩某某，男，40岁，2020年12月10日就诊。

现病史：周身皮肤多处红斑，瘙痒，身重，眠可。舌质红，苔白，脉沉。

中医诊断：风瘙痒。

辨证：风热证。

治则：疏风清热。

方药：荆芥10g，防风10g，蝉蜕6g，胡麻仁10g，苦参10g，苍术10g，知母10g，石膏15g，牛蒡子10g，当归15g，生地黄15g，甘草3g，木通3g。7剂，每日1剂，水煎服。

二诊：2020年12月24日。病情好转，瘙痒减，小便黄。舌质红，苔黄略腻，脉沉。上方加滑石15g，甘草10g，黄檗10g，薏仁30g，苍术10g，牛膝15g。7剂，每日1剂，水煎服。

按语：血虚生风，风邪湿邪外透于皮肤，而出现红斑，邪气不能透出肌肤，故瘙痒，予荆芥、防风、蝉蜕透邪外出，生地黄、当归养血补血，苍术、苦参祛湿，知母、石膏、牛蒡子清邪热，甘草调和诸药。二诊瘙痒已减，治则以清湿热之邪为主，防其反复。

淋证

淋证是肾虚、膀胱湿热，气化不利导致的以小便频急，淋沥不尽，尿道涩痛，或伴有小腹拘急，痛引腰腹为主症的病证。具体包括热淋、气淋、血淋、膏淋、石淋、劳淋等。西医学的急慢性泌尿系感染、泌尿系结石、乳糜尿合并感染等，有尿频、尿急、尿痛表现的，可参照淋证辨治。淋之名称，始见于《内经》，如《素问·六元正纪大论》称为"淋閟"。外阴不洁，秽浊之邪入侵膀胱，酿生湿热；饮食不节，损伤脾胃，蕴湿生热；情志不遂，气郁化火或气滞血瘀；年老体弱、禀赋不足、房室失节及久淋不愈引起脾肾亏虚等，均可导致本病的发生。"热"在本病发生发展中极为重要，或为湿热，或为郁热，或为虚热，总与"热"有关。

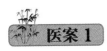 医案 1

患者：徐某，女，31岁，2020年4月21日就诊。

现病史：患者尿频、尿痛1天，伴腰酸，小腹胀痛，恶心欲吐，无水肿，白带略多，无发热，无肉眼血尿，腹泻。舌质红赤，苔薄黄，脉沉细数。

辅助检查：尿常规：白细胞（+++），红细胞（++），蛋白（+-），白细胞数516个/μl，红细胞138个/μl；血常规：（-）；泌尿系彩超：膀胱壁略毛糙。

中医诊断：淋证（热淋）。

辨证：下焦湿热证。

西医诊断：尿路感染。

治则：清心泻火。

方药：导赤散加减。生地黄30g，山茱萸15g，山药15g，灯芯草5g，生甘草10g，延胡索10g，木通10g，车前子10g，萹蓄10g，瞿麦15g，栀子10g，滑石5g，黄檗10g。7剂，每日1剂，水煎服。

按语：本患者为急性膀胱炎，属中医"淋证"范畴，属热淋。湿热蕴结于下焦，膀胱湿热，气化不利，治以清利湿热，升清降浊；舌红赤，为心热下移小肠之象，治以清心泻火。故方用导赤散加减，视证选方，灵活化裁，能取良效。

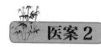 **医案 2**

患者：卢某某，女，25 岁，2020 年 12 月 10 日就诊。

现病史：尿频、尿痛 1 天，无水肿，小腹不痛，平素大便偏干。舌质红，苔薄黄，脉沉细。

辅助检查：尿常规：白细胞（+）；血常规正常。

中医诊断：淋证（热淋）。

辨证：湿热下注证。

治则：清热泻火，利水通淋。

方药：八正散加减。通草 10g，车前子 10g，瞿麦 15g，大黄 3g，生甘草 10g，竹叶 10g，半边莲 15g，蒲公英 30g，生地黄 15g，云苓 10g。7 剂，每日 1 剂，水煎服。

二诊：2020 年 12 月 17 日。病情好转，无尿频急痛，双下肢无水肿，纳可，精神可。舌质红，苔薄白，脉沉。

辅助检查：尿常规阴性。上方减半边莲，改生地黄为 30g，4 剂，每日 1 剂，水煎服。

按语：本例患者症见尿频、尿急、尿痛，同时伴有小便涩痛，舌苔黄厚，脉数，中医诊断为热淋。热淋青年女性多见。本案病机为湿热毒邪客于膀胱，气化失司，水道不利。中药给予八正散加减，方用瞿麦利水通淋、清热凉血，木通利水降火，车前、竹叶清热利湿、利窍通淋，大黄清热泻火，引热下行，甘草和药缓急，止尿道涩痛。诸药合用，共奏清热泻火、利水通淋之功。

医案 3

患者：丹某某，女，72 岁，2019 年 11 月 25 日就诊。

现病史：患者间质性膀胱炎病史多年，平素尿频、尿痛，常反复发作，疼痛隐隐，常伴腰痛，乏力，尿赤，排尿困难，服八味地黄丸有效。舌质淡红，苔薄，脉弦细。

中医诊断：劳淋。

辨证：肾虚证。

治则：温补肾阳。

方药：八味地黄汤加减。附子 5g，桂枝 5g，熟地黄 30g，牡丹皮 10g，云苓 10g，泽泻 10g，山茱萸 20g，山药 15g，牛膝 20g，车前子 10g，滑石 30g，甘草 15g。10 剂，每日 1 剂，水煎服。

二诊：2019 年 12 月 5 日。病情改善，尿频痛减，腰痛缓解，精神可，纳食可。舌质淡红，苔薄黄，脉缓。上方改附子为 6g，牛膝为 30g，桂枝为 6g，加白术 10g，补骨脂 15g。14 剂，每日 1 剂，水煎服。

三诊：2019 年 12 月 19 日。病情稳定，略腰痛。舌质红，

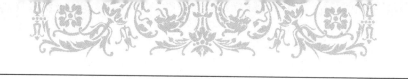

苔白，脉沉弦。方用八味地黄汤加减。处方：黄檗10g，砂仁3g，附子5g，桂枝5g，熟地黄30g，牡丹皮10g，云苓10g，泽泻10g，山茱萸20g，山药15g，牛膝10g，车前子10g，滑石30g，甘草15g。14剂，每日1剂，水煎服。

四诊：2020年10月22日。病情复发，尿频、热，乏力，口干，双下肢水肿，夜尿多。舌质红，苔白，脉沉细。方用猪苓汤加减。处方：猪苓12g，云苓15g，泽泻18g，滑石30g，阿胶10g，生薏苡仁24g，大黄6g，白茅根30g，太子参10g。7剂，每日1剂，水煎服。

五诊：2020年10月29日。病情略好转，尿热、口干减，双下肢略水肿。舌质淡红，苔薄白，脉细。上方加瞿麦15g，生甘草10g，改大黄为10g。14剂，每日1剂，水煎服。

六诊：2020年11月12日。病情好转，口干减，尿热减，身有力，眠可，大便略稀，每日2次。舌质红，略淡，苔白，脉沉细。方用猪苓汤加减。处方：猪苓12g，云苓15g，泽泻18g，滑石30g，阿胶12g，薏苡仁24g，瞿麦15g，生甘草10g，大黄12g，白茅根45g，太子参10g。14剂，每日1剂，水煎服。

七诊：2020年11月26日。病情好转，仍有腰痛，口干，尿频，夜尿多。舌质淡红，苔薄白，脉沉细。上方加山茱萸 15g，白术 10g，山药 15g，熟地黄 30g，改大黄为 8g，泽泻为 24g。14 剂，每日 1 剂，水煎服。

八诊：2020 年 12 月 10 日。腰痛减，仍尿频，尿热痛。舌质红，苔薄黄，脉沉细。检查尿常规白细胞（++）。方用知柏地黄汤加减。处方：知母 10g，黄檗 15g，生地黄 30g，牡丹皮 10g，云苓 10g，泽泻 10g，山茱萸 15g，山药 15g，瞿麦 10g，栀子 10g，生甘草 10g，大黄 5g，滑石 15g，太子参 15g。14 剂，每日 1 剂，水煎服。

九诊：2020 年 12 月 24 日。病情好转，夜尿减，尿痛减，眠差，纳可。舌质红，边尖有溃疡，苔薄白，脉沉细弦。上方加灯芯草 5g，改生甘草为 30g，大黄 6g。14 剂，每日 1 剂，水煎服。

按语：本例患者中医诊断为劳淋，应于清补兼施的治疗方法。间质性膀胱炎临床难治，此病病久，湿热久羁伤阴，阴损及阳，少阴肾亏，膀胱气化不利而尿频、尿痛，而非热淋之痛。2019 年就诊时，属肾阳不足，膀胱气化不利而见尿频、尿痛，治用温阳补肾，同时清热利湿，方用八味地黄汤加减，守方用药月余而病减。第二年，患者病与去年不同，始尿频而无尿痛，但尿热，口干明显，肾阴受损，无阴则无以化，膀胱气化失司，故尿频而短，阴虚生内热，故口干、尿热，属本虚标实，故予清补兼施之法治之，先

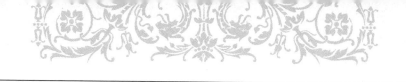

予祛湿制剂，再予知柏地黄汤加减，助膀胱之气化，后又有心热下移小肠，故加灯芯草引热下行。循序渐进，守方用药，劳淋得愈。病人虽为一人，但得病年份不同，证不同，病机不同，治亦不同，方亦不同。

 ## 肾积

　　肾积是由多种原因导致的以肾脏肿大或少腹肿块，有气上冲心下，如豚上下奔冲，发无定时，久则可发为喘逆、骨痿、少气等为特征的疾病。又名"贲豚""奔豚""肾积奔豚"。西医学中的肾积水、多囊肾、肾脏肿瘤等疾病均可参照肾积辨证论治。奔豚病始见于《内经》，如《灵枢·邪气脏腑病形篇》曰："肾脉急甚为骨癫疾，微急为沉厥奔豚。"肾积的病位在肾，病变涉及肝、脾、肺，其发生往往是多种致病因素相互作用的结果，如情志抑郁、饮食内伤、外邪侵袭、他病转归、正气亏虚等导致肾阳不足，实邪内结，瘀阻经脉，血行不畅，瘀积于肾。

 医案

　　患者：张某某，女，73 岁，2020 年 12 月 24 日就诊。

现病史：患者右侧肾癌切除术后半年，眼睑及双下肢略水肿，纳差，腹胀，乏力，肾功正常。舌质淡暗红，苔薄白，脉沉。

中医诊断：肾积。

辨证：脾肾气虚证。

西医诊断：肾癌。

治则：补肾健脾益气。

方药：四君子汤加减。当归20g，川芎15g，党参15g，白术10g，赤芍10g，生地黄15g，云苓10g，薏苡仁30g，砂仁6g，焦三仙各10g，仙鹤草15g，山药30g。30剂，每日1剂，水煎服。

二诊：2021年2月25日。患者服药后纳差乏力症状渐改善，周身浮肿渐消，因春节未服中药、未按时复诊，今一般情况可，舌质淡红，苔薄，脉沉。前方加白花蛇舌草30g继服，30剂，每日1剂，水煎服。

按语：肾癌术后，耗气伤血，脏腑功能失调，脾虚不能运化，故纳差腹胀，伴乏力，肾及膀胱气化失司，故可见水肿，癌肿亦常有血瘀湿阻。因此，治疗予党参、白术、山药、生地黄健脾补气养血，当归、川芎、赤芍活血，茯苓、薏苡仁、砂仁祛湿。

水肿

　　水肿是指因感受外邪，或饮食失调，或劳倦过度等，使肺失宣降通调，脾失健运，肾失开合，膀胱气化失常，导致体内水液潴留，泛滥肌肤，以头面、眼睑、四肢、腹背，甚至全身水肿为临床特征的一类病证。常见于西医学的急慢性肾小球肾炎、肾病综合征、充血性心力衰竭及内分泌失调等疾病。水肿最早出现在《黄帝内经》，并分为"风水""石水""涌水"。《灵枢·水胀》篇对水肿的症状进行了详细的表述："水始起也，目窠上微肿，如新卧起之状，其颈脉动，时咳，阴股间寒，足胫肿，腹乃大，其水已成矣。以手按其腹，随手而起，如裹水之状，此其候也。"对于水肿的病因病机也已经有较为成熟的认识，如《素问·水热穴论》指出："勇而劳甚，则肾汗出，肾寒出于风，内不得入于脏腑，外不得越于皮肤，客于玄府，行于皮里，发为胕肿。"《素问·至真要大论》曰："诸湿肿满，皆属于脾。"而"平治于权衡，去菀陈莝……开鬼门，洁净腑"的治疗原则沿用至今。

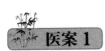

医案 1

患者：孙某某，女，36 岁，2020 年 12 月 24 日就诊。

现病史：全身酸痛乏力，不欲食，恶心欲吐，双眼睑略水肿，四肢水肿，身怕冷，伴心烦、口苦。舌质红，苔薄黄，脉沉弦。

辅助检查：尿常规：蛋白（++）；肾功能：正常。

中医诊断：水肿。

辨证：肝脾不调证。

治则：调和肝脾。

方药：小柴胡合桂枝汤加减。柴胡 24g，半夏 12g，黄芩 10g，党参 15g，细辛 6g，通草 10g，甘草 10g，生姜 10g，大枣 10g，当归 10g，桂枝 10g，白芍 15g。10 剂，每日 1 剂，水煎服。

按语：本患者水肿，无明显诱因，但其特征为"干呕默默不欲食、心烦口苦"，并伴怕冷等表现，考虑太阳少阳合病，故予小柴胡合桂枝汤加减。临床常遇到水肿患者，根据西医检查无明显异常，但水肿明显，多见于中老年女性，根据中医辨证论治，治疗效果较好。

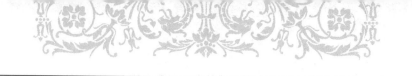

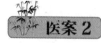 **医案 2**

患者：陈某某，女，59岁，2020年12月24日就诊。

现病史：患者颜面部紧皱、水肿5～6天，双下肢无水肿，夜尿略频，无尿痛、尿频及尿急，尿黄。舌质红，苔黄略厚，脉沉弦。

辅助检查：尿常规：白细胞（+）。

中医诊断：水肿。

辨证：水湿内停证。

治则：清热利湿。

方药：八正散加减。瞿麦10g，萹蓄10g，灯芯草5g，车前子10g，栀子10g，云苓10g，滑石15g，泽泻30g，甘草6g。7剂，每日1剂，水煎服。

按语：临床常见女性患者，无明显尿路刺激症状，但会有水肿，查尿常规可见白细胞，中医辨证治疗即可。本患者以颜面部水肿为主，虽略有尿频，但无尿痛等尿路刺激症状，因湿热之邪侵及膀胱故尿频；湿热蕴结，膀胱气化不利，水气不能正常蒸腾汽化，故面部水肿。治疗予八正散清热利湿，使湿从大小便而出，方中滑石药性甘、淡、寒，归膀胱、肺、胃经，功擅利尿通淋，能治热淋、石淋，乃临床治疗淋证的常用药，木通药性苦、寒，有毒，归心、

明理辨证——金维良医案选

小肠、膀胱经，能利尿通淋、清心火，与滑石共用为以清热利湿通淋；车前子可利尿通淋，瞿麦能利尿通淋，萹蓄能利尿通淋，三药合用，增强利尿通淋之功；栀子药性苦、寒，归心、肺、三焦经，善于泻火除烦、清热利湿，擅清利下焦湿热而通淋，用为佐药以加强利水通淋清热之效；大黄药性苦、寒，归脾、胃、大肠、肝、心包经，能泻下攻积、清热泻火，荡涤邪热使湿热从大便而去；灯芯草可利尿通淋、清心降火；甘草可缓急止痛、调和诸药。诸药共用，共奏清热泻火、利水通淋之功，使湿热去，水肿消。

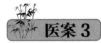

医案 3

患者：王某某，女，48 岁，2020 年 9 月 28 日就诊。

现病史：患者颜面及双下肢水肿，感冒时水肿甚，左侧腰痛，酸痛，怕凉喜暖，眠差。舌质红，苔薄黄，脉沉细。

中医诊断：水肿。

辨证：肾阳亏虚证。

治则：温补肾阳。

方药：桂附地黄汤加减。附子 6g，桂枝 6g，山茱萸 15g，山药 15g，泽泻 10g，云苓 10g，熟地黄 30g，牡丹皮 10g，车前子 10g，牛膝 15g，甘草 10g，干姜 6g，白术 10g。10 剂，每日 1 剂，水煎服。

二诊：2020 年 10 月 8 日。病情好转，汗出，腰痛减，水肿减。舌质略淡红，脉沉。上方改泽泻 30g，车前子 20g，加麻黄 10g，细辛 3g。10 剂，每日 1 剂，水煎服。

三诊：2020 年 10 月 19 日。病情稳定，诸症略减，面白略水肿。舌质淡红，苔薄白，脉沉。上方改干姜为 10g，加仙灵脾 30g，仙茅 15g。10 剂，每日 1 剂，水煎服。

四诊：2020 年 11 月 9 日。病情好转，精神好转，腰酸累改善，面无水肿。舌质红，苔薄白，脉沉细弱。方用桂附地黄汤加减。处方：附子 6g，桂枝 10g，牡丹皮 10g，云苓 10g，泽泻 10g，山茱萸 15g，山药 15g，熟地 30g，细辛 3g，干姜 10g，白术 10g，甘草 10g，巴戟天 10g，车前子 10g。10 剂，每日 1 剂，水煎服。

五诊：2020 年 11 月 19 日。腰酸背凉，入睡可，易惊，有心烦、易急躁，无水肿，面色红润。舌质红苔薄黄，脉沉细。方用丹栀逍遥散加减。处方：当归 10g，白芍 15g，细辛 3g，通草 10g，干姜 6g，桂枝 10g，吴茱萸 10g，柴胡 24g，牡丹皮 10g，栀子 10g，云苓 10g，白术 10g，龙骨 15g，牡蛎 15g，甘草 6g。10 剂，每日 1 剂，水煎服。

六诊：2020 年 12 月 24 日。心烦易怒，眠少，心悸，胸闷气短，善太息欲哭。舌质红，苔白，脉沉。方用小柴胡汤加减。处方：柴胡 30g，黄芩 12g，人参 12g，半夏

15g，生姜 15g，大枣 10g，牡蛎 15g，龙骨 15g，生铁落 30g，大黄 10g，桂枝 10g，云苓 15g。10 剂，每日 1 剂，水煎服。

按语：患者水肿，初始腰酸痛，怕凉喜暖，考虑脾肾阳虚明显，故予桂附地黄汤加减，服用近 2 个月后出现心烦易急躁，考虑阳热过重，故改变思路，予清热疏肝、重镇通阳为治，予丹栀逍遥散、小柴胡汤加减，后患者腰痛渐愈，心烦亦愈，睡眠改善。患者不仅水肿，而且腰痛亦比较明显。《素问·脉要精微论篇》曰："腰者，肾之府，转摇不能，肾将惫矣。"指出肾虚腰府失养可引起腰痛不能转侧。《素问·刺腰痛篇》认为腰痛与足六经关系最为密切，详细介绍了足六经经络发生病变时，引起腰痛的症状和针刺治疗方法。经方治疗腰痛常用方法有补益肾气法、散寒化湿法、解表散寒法、调和营卫逐湿走表法。

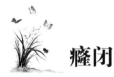

癃闭

癃闭是由于肾和膀胱气化失司导致的以排尿困难，全日总尿量明显减少，小便点滴而出，甚则闭塞不通为临床特征的一种病证。其中以小便不利，点滴而短少，病势较缓者称为"癃";以小便闭塞,点滴全无,病热较急者称为"闭"。癃和闭虽有区别,但都是指排尿困难,只是轻重程度上的不同,因此多合称为癃闭。相当于西医学中的慢性前列腺炎、前列腺肥大引起的尿潴留及无尿证。癃闭之名,首见于《内经》,该书对癃闭的病位、病机作了概要的论述,如《素问·宣明五气篇》谓:"膀胱不利为癃,不约为遗溺。"《素问·标本病传论篇》谓:"膀胱病,小便闭。"《灵枢·本输》云:"三焦者……实则闭癃,虚则遗溺,遗溺则补之,闭癃则泻之。"

 医案 1

患者:男,66 岁,1996 年 3 月 20 日就诊。

现病史:小便淋漓不畅 1 年,劳累后加重,小腹下坠,欲溺不行,点滴不爽,平素心悸气短,精神不振,纳食时好时差,近日因外出饮水少及过于劳累上述症状加重,并伴尿道灼热,尿痛不显,舌质淡红,苔薄黄,脉细沉数。

辅助检查:B 超示:前列腺肥大;小便常规:白细胞(++)。

中医诊断:癃闭。

辨证:脾气不足,中气虚弱,排便无力。

西医诊断:前列腺肥大。

治则：补益脾土，升清降浊，化气行水。

方药：补中益气汤加减。生黄芪 20g，白术 10g，陈皮 10g，升麻 6g，柴胡 10g，党参 10g，当归 10g，车前子 10g，萹蓄 15g，瞿麦 15g，甘草 6g。3 剂，水煎服，每日 1 剂。

二诊：3 剂后排便较前通畅，已无尿灼热感，尿能成流，仍细涩，小腹坠胀减，神疲乏力较前改善，舌质红，苔薄白，脉沉。续服 4 剂后诸症好转，小便基本通畅。后改补中益气丸续服 30 天，病情至今稳定。

按语：本病首先应分辨虚实，从临床看以虚证居多。年老之人，肾元素亏，阳气衰微，气血运行不畅；命门火衰，温煦脾土无力，脾虚而中气下陷，不但难以维持正常水液运行，而且肺气亦虚，上焦肺虚宣化无力，由于上窍闭郁而下窍不利，膀胱气化失司，于是形成本病。《景岳全书·癃闭》曰："治癃闭当辨其脏气之寒热，若素无内热之气者，是必阳虚无疑也。"并提出治气虚而闭者，要温阳得其化。本患者其病乃脾肾阳虚，气化无力，虽有尿道灼热，但无尿痛、发热等，应与淋证相鉴别。此为气不行津，水路干涩，湿热黏滞尿道所致，可在调补中气中稍加通利，切忌攻伐，故予补中益气汤获效。

医案 2

患者：孙某某，男，41 岁，2020 年 12 月 24 日就诊。

现病史：尿不尽，阴囊潮湿，小便滴沥，会阴不适（前列腺炎病史），眼花。舌质红暗，苔黄腻，脉弦滑。

中医诊断：癃闭。

辨证：肾虚挟湿瘀证。

西医诊断：前列腺肥大。

治则：补肾祛湿活血。

方药：山茱萸 15g，山药 15g，熟地黄 15g，菟丝子 15g，川楝子 10g，延胡索 10g，刘寄奴 20g，萆薢 15g，薏苡仁 30g，黄檗 10g，红花 10g，牛膝 15g，当归 10g，枸杞子 15g，仙灵脾 30g，鹿角胶 5g。14 剂，每日 1 剂，水煎服。

按语：年老之人，肾精素亏；或病后体弱，肾阴亏耗；或房事不节，恣情纵欲，伐戕肾精；或下焦湿热日久，津液暗耗，精血同亏。诸因而致肾阴越发不足，虚火内生，肾气不利，开阖不适，水液不碍排泄，发为本病。治当滋肾育阴，填精泻火，平衡阴阳，肾脏气化正常，则关门开阖有度。古有"无阴则阳无以化"之理，即为此意。

尿频

尿频是指小便次数明显增加，甚则一日达数十次的一种症状，又称小便频数。尿频发生多与先天禀赋不足、素体虚弱，膀胱气化不利或肾气亏虚有关。膀胱固摄乏力或肾阳亏虚，不能温煦下焦，水湿不化，直趋下行则发尿频。《素问·脉要精微论篇》云："水泉不止者，是膀胱不藏也。"《诸病源候论·小便病诸候（凡八论）》曰："小便利多者，由膀胱虚寒，胞滑故也。肾为脏；膀胱，肾之腑也，其为表里，俱主水。肾气下通于阴，腑既虚寒，不能温其脏，故小便白而多。其至夜尿偏甚者，则内阴气生是也。"

医案 1

患者：宋某某，男，50岁，2019年12月5日就诊。

现病史：尿频，夜尿多，白天略少，阴囊潮湿。舌质红，苔薄黄，脉沉。

中医诊断：尿频。

辨证：肾虚挟湿证。

治则：固肾祛湿。

方药：五子衍宗丸加减。菟丝子 15g，覆盆子 15g，五味子 10g，枸杞子 15g，车前子 10g，桑螵蛸 10g。14 剂，每日 1 剂，水煎服。

二诊：2019 年 12 月 19 日。病史同前。舌质红边赤红，苔黄，脉沉。处方：山茱萸 15g，山药 10g，熟地黄 15g，生地黄 15g，刘寄奴 15g，萆薢 15g，菟丝子 15g，川楝子 10g，当归 10g，红花 10g，牛膝 15g，延胡索 10g，覆盆子 15g。14 剂，每日 1 剂，水煎服。

三诊：2020 年 1 月 16 日。病史同前，尿频，阴囊潮湿，纳可，眠可。舌质红，苔黄，脉沉。方用龙胆泻肝汤加减。处方：龙胆草 10g，通草 10g，泽泻 10g，柴胡 10g，车前子 10g，生地黄 15g，甘草 6g，当归 10g，栀子 10g，黄芩 10g，川楝子 15g，延胡索 15g。14 剂，每日 1 剂，水煎服。

四诊：2020 年 8 月 27 日。阴茎痛，反复持续，会阴胀愈，小便不混。舌质红，苔白，脉沉细。处方：当归 15g，白芍 15g，川芎 10g，云苓 10g，泽泻 10g，白术 10g，牛膝 30g，大黄 15g。14 剂，每日 1 剂，水煎服。

五诊：2020 年 9 月 14 日。尿频，阴茎痛，口干。舌质红，苔薄黄，脉沉细。方用猪苓汤加减。处方：猪苓 10g，云苓 10g，泽泻 10g，阿胶 10g，滑石 15g，生薏苡仁 30g，大黄 5g，瞿麦 15g，白芍 30g，生甘草 10g。14 剂，每日 1 剂，

水煎服。

六诊：2020年9月28日。病情略好转。舌质红，苔薄黄，脉沉弦。上方改生薏苡仁45g，改大黄为10g，泽泻为30g。14剂，每日1剂，水煎服。

七诊：2020年10月19日。尿频，阴囊潮湿，无尿热，夜眠可。舌质红，苔黄，脉沉弦。方用桑螵蛸散加减。处方：党参15g，远志6g，石菖蒲10g，茯神15g，当归10g，云苓10g，龟甲5g，桑螵蛸15g，龙骨15g，牡蛎15g，柴胡10g，枳实10g，白芍15g，甘草10g。14剂，每日1剂，水煎服。

八诊：2020年11月2日。阴茎痛，尿频，阴囊潮湿，夜眠可。舌质淡红，苔薄黄，脉弦。方用血府逐瘀汤加减。处方：柴胡15g，白芍24g，枳实10g，甘草10g，桂枝10g，牛膝10g，桔梗10g，当归15g，川芎10g，熟地15g，桃仁10g，红花10g，延胡索10g，川楝子10g。14剂，每日1剂，水煎服。

九诊：2020年11月19日。病情好转，诸症减，阴茎痛。舌质红，苔薄白，脉沉。上方改白芍为35g，川楝子为15g，牛膝为30g，加大黄5g，14剂，每日1剂，水煎服。

十诊：2020年12月10日。病情好转，尿频减，阴茎仍痛，刺痛为主，精神可。舌质红，苔黄，脉沉。11月2

日方改白芍为 35g，加蒲黄 10g，琥珀 10g，冬葵子 30g，大黄 5g，14 剂，每日 1 剂，水煎服。

十一诊：2020 年 12 月 24 日。病情略好转，夜尿频减，阴茎痛未缓解。舌质红，苔薄黄，脉沉。方用少腹逐瘀汤加减。处方：小茴香 10g，干姜 6g，延胡索 10g，没药 10g，当归 10g，川芎 10g，肉桂 6g，赤芍 15g，蒲黄 10g，五灵脂 10g，牛膝 15g。14 剂，每日 1 剂，水煎服。

按语：本例患者在治疗过程中所用方剂依次为五子衍宗丸、龙胆泻肝汤、猪苓汤、桑螵蛸散、血府逐瘀汤、少腹逐瘀汤。该患者以尿频为主症，伴阴囊潮湿，当属于西医前列腺炎的症状，前列腺炎中医属于"淋证""精浊""白浊"范畴。本病病位虽然在前列腺（属于下焦），但与肝、胆、肾、膀胱等脏腑功能失调密切相关。本病病机为饮食不洁、过食辛辣、酗酒导致肝失疏泄、肝郁气滞、阻塞脏腑经络气机，久病导致气血郁滞，瘀血阻滞于前列腺局部组织而出现反复充血，瘀阻脉络，不通则痛；另一方面，病情反复，病程迁延不愈导致湿邪内生，湿蕴日久，郁久化热以致湿热互结，进一步阻遏气机，加重瘀血。由此可见，气滞、湿热、瘀血是本病主要病机。患者服用少腹逐瘀汤后阴茎痛亦消失，诸症告愈。

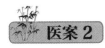

患者：渠某某，女，61 岁，2020 年 12 月 24 日就诊。

现病史：患者尿频，咳时遗尿，小腹拘紧，尿不尽，腰酸，无尿痛，大便干结。舌质淡红，苔白腻，脉沉。

辅助检查：尿常规（－）。

中医诊断：尿频。

辨证：肾阳不足证。

治则：温补肾阳。

方药：六味地黄汤加减。山茱萸 15g，山药 15g，云苓 15g，熟地黄 15g，桂枝 10g，白术 24g，甘草 10g，瞿麦 15g，萹蓄 10g，滑石 15g，灯芯草 5g。7 剂，每日 1 剂，水煎服。

按语：尿频，特别是夜尿多，不仅多见于男性，老年女性亦常多见。一般而言，尿频之因有二，一是老年人年老体弱，肾气亏虚，不能固涩收敛而尿频；一是下焦有热，膀胱气化失司，也常出现尿频，入夜尤甚；或者二因并见。因此，其治疗一是补肾，一是清利，或者补益兼清利，本患者以六味地黄汤去泽泻加桂枝补益肾气，瞿麦、萹蓄、滑石、灯芯草清热利湿，清补兼施，药后患者尿频明显改善。

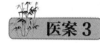 医案3

患者：赫某某，男，61岁，2020年12月17日就诊。

现病史：尿频，夜尿频多，无腰痛乏力，无尿痛，上午昏沉。舌质红，苔薄黄，脉数。

中医诊断：尿频。

辨证：肾阳虚水湿内停证。

治则：温肾泄浊。

方药：瓜蒌瞿麦丸加减。附子10g，干姜10g，甘草10g，云苓10g，猪苓10g，桂枝10g，泽泻30g，白术10g，瞿麦10g，瓜蒌15g，山药15g。7剂，每日1剂，水煎服。

二诊：2020年12月17日。病情略好转，夜尿频减，无明显尿等待，能尿净，无尿痛，大便干。舌质红，苔黄略减，脉弦。检查尿常规正常。上方加天花粉15g，萹蓄15g，改附子为15g，山药为30g，瞿麦为24g，14剂，每日1剂，水煎服。

按语：本患者尿频考虑阳气不足，不能温煦鼓动膀胱水液的正常气化而致。因此方选瓜蒌瞿麦丸加减以温阳利湿，阴霾得去，膀胱气化正常，尿频得愈。瓜蒌瞿麦丸，组方严谨，寒润辛温并用，温而不燥，清而不寒，滋而不腻，补利兼施，三焦兼顾，阴阳并补。凡久病劳伤，损伤脾肾之阳气，而致升降失常，气化无权，三焦决渎功溃，临证上无论小便量多或点滴难下，其人若渴，腰腹有冷感之水肿、淋证、消渴，均可用此方加减治之。方中瓜蒌、山药生津润燥以治其渴；瞿麦、茯苓淡渗利水，以利小便；附子一味，能温阳生气，使津液上蒸，水气下行。《医宗金鉴》谓此方"亦肾气丸之变制也"。消渴小便量多者，可加肉桂、益智、杭巴戟等品，以达温化膀胱气化之功。《金匮要略心典》曰："夫上浮之焰，非滋不熄，下积之阴，非暖不消。"是对本方立法宗旨的精辟论述。总之，运用此方时，先抓主证，再辨兼证，标本缓急，主次分明，随证加减，井然不紊。是方药味不多，然用之得当，确有出奇制胜之妙。金维良主任临床常喜用此方治疗男性尿频者，或前列腺增生者，疗效显著。

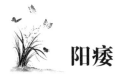

阳痿

阳痿是指青壮年男子由于虚损、惊恐、湿热等原因，致使宗筋失养而弛纵，引起阴茎痿弱不起，临房举而不坚，或坚而不能持久的一种病证。相当于西医学中的性功能障碍或性神经衰弱。《灵枢·经筋》称阳痿为"阴痿""阴器不用"，在《素问·痿论篇》中又称为"筋痿"，《内经》把阳痿的病因归之于"气大衰而不起不用""热则纵挺不收""思想无穷，所愿不得"和"入房太甚"，认识到气衰、邪热、情志和房劳可引起本病。《诸病源候论·虚劳阴痿候》说："劳伤于肾，肾虚不能荣于阴器，故痿弱也。"认为本病由劳伤及肾虚引起。《济生方·虚损论治》提出真阳衰惫可致阳事不举。《明医杂著·男子阴痿》指出除命门火衰外，郁火甚也可致阴痿。至明代《景岳全书》立《阳痿》篇，始以阳痿名本病。该书论述其病因病机和治疗都较全面。

医案 1

患者：宓某某，男，38 岁，2020 年 12 月 10 日就诊。

现病史：患者阳痿，阴囊潮湿，口略苦，小便黄，舌质红，苔薄黄，脉弦滑。

中医诊断：阳痿。

辨证：肝胆湿热证。

治则：清利肝胆湿热。

方药：龙胆泻肝汤加减。龙胆草 10g，通草 10g，泽泻 10g，柴胡 15g，车前子 10g，生地黄 10g，当归 15g，甘草 10g，栀子 10g，黄芩 10g，仙灵脾 45g，枸杞子 30g，菟丝子 30g，补骨脂 30g。10 剂，每日 1 剂，水煎服。

二诊：2020 年 12 月 21 日。心烦心悸，精神不振，郁闷，阳痿早泄。舌质红，苔白，脉弦。处方：党参 15g，白术 24g，云苓 10g，甘草 10g，远志 6g，石菖蒲 10g，砂仁 3g，橘红 3g，山药 30g，神曲 6g，柴胡 10g，菟丝子 30g，炒酸枣仁 10g，鹿角胶 5g，仙灵脾 45g，阳起石 60g。10 剂，每日 1 剂，水煎服。

按语：形成阳痿的原因是多方面的，尤其是现代社会男子产生阳痿或称为性功能障碍，由于单纯"肾虚"所致者已不多见，大多数原因是生活、工作节奏紧张，身体过度疲劳，心情调节平衡紊乱，或因患慢性前列腺疾病等，而导致性功能障碍，是一种综合因素的结果。《景岳全书·阳痿》有"火衰十居七八，火盛者仅有之耳"的说法。患者素嗜烟酒，长期饮食不节，过食肥甘厚味，以致酿湿生热；也因外感湿热内犯中焦，浸及肝胆，或因湿热内生，久蕴生热，布于肝胆，注于下焦；或体内湿热困阻，宗筋失于气血充养，引起阳痿。辨证分析其肝经火旺，肾精耗伤，相火妄动，兼挟下焦湿热。拟直泻肝火，以护肾精，佐清利湿热之法，方选龙胆泻肝汤加减以直折其火，清泻湿热，同时补以菟丝子、枸杞子、鹿角胶、仙灵脾、阳起石之品，故很快病愈。

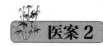 医案 2

患者：王某某，男，34岁，2020年10月22日就诊。

现病史：患者尿频、尿急，性功能差，常常腰痛腰酸。舌质红，苔白厚，脉沉细。

中医诊断：阳痿。

辨证：脾肾虚，水湿内停证。

治则：温补脾肾。

方药：茯苓桂枝白术甘草汤加减。云苓15g，桂枝10g，白术10g，甘草10g，附子15g，山茱萸15g，山药15g，熟地黄15g，泽泻10g，车前子10g，瞿麦10g，仙灵脾30g，补骨脂30g。14剂，每日1剂，水煎服。

二诊：2020年11月5日。病情好转，尿频减轻，性功能有改善。舌质红，苔薄黄，脉弦。上方加露蜂房10g，石菖蒲15g，枸杞子30g，菟丝子30g，去车前子。14剂，每日1剂，水煎服。

三诊：2020年11月19日。病情好转，性功能有改善，夜尿正常，尿痛，夜眠可。舌质红，苔黄略减，脉沉。上方加冬葵子10g，牛膝15g。14剂，每日1剂，水煎服。

四诊：2020年12月17日。口干，下午尿频，性功能恢复，无尿痛，入眠可。舌质红，苔黄减，脉沉。处方：山茱萸 15g，山药 30g，生地黄 30g，天花粉 15g，附子 6g，瞿麦 10g，云苓 10g，菟丝子 30g，枸杞子 30g，补骨脂 30g，仙灵脾 30g，萹蓄 10g，玄参 10g。14 剂，每日 1 剂，水煎服。

五诊：2020 年 12 月 21 日。病情好转，略口干，小便可。舌质红，苔薄黄，脉沉。上方改花粉为 30g，云苓为 15g，加泽泻 10g，苍术 10g，14 剂，每日 1 剂，水煎服。

按语：本患者阳痿病史已久，脉沉细，考虑脾肾两亏，同时又伴尿频、尿急，舌苔白厚，考虑兼有湿邪瘀滞。中药给予茯苓桂枝白术甘草汤加减，《注解伤寒论》曰："阳气不足者，补之以甘，茯苓、白术生津液而益阳也"。同时加用附子、山茱萸、熟地黄、仙灵脾、补骨脂等以补肾阳。性功能恢复后，酌量给予萹蓄、天花粉以轻利下焦湿热，亦防阳热过重而伤气。

医案 3

患者：位某某，男，42 岁，2020 年 12 月 10 日就诊。

现病史：患者阳痿，早泄，勃起不坚，性欲差，足冷。舌质红，苔薄黄，脉沉。

中医诊断：阳痿。

辨证：脾肾阳虚证。

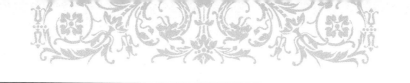

治则：温补脾肾。

方药：桂附地黄汤加减。附子 6g，桂枝 10g，茯苓 10g，泽泻 10g，山茱萸 15g，山药 15g，牡丹皮 10g，熟地黄 30g，淫羊藿 50g，细辛 6g，通草 10g，当归 15g，白芍 15g，阳起石 30g。14 剂，每日 1 剂，水煎服。

二诊：2020 年 12 月 24 日。患者病情好转，勃起、足冷改善，近 10 天同房 2 次。舌质淡红，苔薄白，脉沉。上方继服 14 剂。

按语：阳痿病首载于《内经》，《灵枢·邪气脏腑病形》篇称阳痿为"阴痿"，西晋葛洪《肘后备急方·治卒患腰胁痛诸方》所云："治诸腰痛，或肾虚冷，腰疼痛阴萎方。"即指出了阳痿病肾虚冷之病机。《诸病源候论·虚劳病诸候下》认为："肾主精髓，开窍于阴。今阴虚阳弱，血气不能相荣，故使阴冷也。久不已，则阴萎弱。"又说："若劳伤于肾，肾虚不能荣于阴器，故萎弱也"。《玉房秘诀》谓："男子阳痿不起，起而不强，就事如无情，此阳气少，肾源微也。"认为此病由肾阳虚衰所致。李东垣在《东垣试效方》中指出了下焦有湿亦可致阴痿。张景岳在其《景岳全书·杂证谟》"阳痿篇"中提出了对后世影响极大的"凡男子阳痿不起，多由命门火衰，精气虚冷"的经典学术思想，但同时也认为"或以七情劳倦，损伤生阳之气，多致此证；

亦有湿热炽盛，以致宗筋弛缓，而为痿弱者。凡思虑、焦劳、忧郁太过者，多致阳痿。凡惊恐不释者，亦致阳痿"。本患者青年，病起于过用，属单纯阳虚之证，予桂附地黄加补肾壮阳之品而获效。

医案 4

患者：谢某某，男，36 岁，2020 年 1 月 16 日就诊。

现病史：患者阳痿，早泄，纳可，眠可，精子活动率低。舌质淡红，边有齿痕，苔薄白，脉沉细弦。

中医诊断：阳痿。

辨证：肾气亏虚证。

治则：益气补肾。

方药：补中益气汤加减。仙灵脾 30g，仙茅 15g，人参 15g，炙甘草 10g，白术 10g，当归 10g，陈皮 10g，升麻 6g，柴胡 6g，黄芪 30g，菟丝子 15g，枸杞子 15g。17 剂，每日 1 剂，水煎服。

二诊：2020 年 2 月 27 日。病情同前，性欲可，勃起可，早泄（2～3 分钟），略乏力，情绪时有激动。舌质红略暗，苔薄白，脉沉。处方：鹿角胶 5g，熟地黄 15g，山茱萸 15g，山药 15g，牡丹皮 10g，云苓 10g，泽泻 10g，枸杞子 15g，菟丝子 15g，柴胡 10g，枳壳 10g，白芍 15g，半夏

10g，苍术 10g，厚朴 10g。21 剂，每日 1 剂，水煎服。

三诊：2020 年 3 月 26 日。病情稳定，怕冷，性生活时间短，时有乏力。舌质淡红，苔薄白，脉沉。处方：仙灵脾 15g，仙茅 15g，巴戟天 10g，附子 6g，桂枝 6g，熟地黄 30g，牡丹皮 10g，云苓 10g，泽泻 10g，山茱萸 15g，山药 15g，白术 10g，干姜 6g，石菖蒲 10g，党参 15g。21 剂，每日 1 剂，水煎服。

四诊：2020 年 4 月 16 日。病情略好转，诸症减，体力略好转。舌质淡红，边有齿痕，苔薄白，脉沉。上方去党参，加人参 10g，远志 6g，牡蛎 15g，21 剂，每日 1 剂，水煎服。

五诊：2020 年 5 月 7 日。病情同前，乏力减，同房时间短，勃起可。舌质淡红，苔薄白，脉沉。方用地黄饮子。处方：附子 6g，桂枝 6g，巴戟天 15g，人参 15g，石菖蒲 10g，山茱萸 15g，山药 15g，熟地黄 30g，龟甲 6g，鹿角胶 6g，枸杞子 15g，菟丝子 15g，牛膝 10g。再服用 3 周。

六诊：2020 年 5 月 28 日。病情稳定，体力可，同房时间短。舌质淡红，苔薄白，脉沉细。上方加远志 6g，苍术 20g，补骨脂 30g，去龟甲，再服用 3 周。

七诊：2020 年 6 月 18 日。病情较前好转，乏力减，身沉倦怠，昏睡感。舌质红，苔薄白，脉沉。方用麻黄附子细辛汤。处方：麻黄 6g，附子 9g，细辛 6g，莲子心 5g，沙苑子 15g，芡实 10g，龙骨 15g，牡蛎 15g，仙灵脾 30g，山药 15g。再服用 2 周。

八诊：2020 年 7 月 2 日。病情好转，乏力感减，昏沉略减。舌质淡红，苔薄，脉沉（略好）。上方加白术 10g，桂枝 10g，黄芪 15g，14 剂，每日 1 剂，水煎服。

九诊：2020 年 7 月 16 日。病情好转，昏沉感好转，同房好转。舌质淡红，苔薄白，脉沉细。处方：麻黄 6g，附子 10g，细辛 6g，莲子心 5g，莲子 10g，沙苑子 20g，芡实 10g，龙骨 15g，牡蛎 15g，仙灵脾 30g，山药 15g，白术 10g，桂枝 10g，黄芪 30g。14 剂，每日 1 剂，水煎服。

十诊：2020 年 7 月 30 日。病情好转，昏沉感减，晨勃，入眠尚难，无明显乏力感，纳可，舌质淡红，苔薄白，脉沉细。上方减黄芪、桂枝、白术、莲子肉，加人参 15g、石菖蒲 10g、苍术 10g、仙茅 15g、覆盆子 10g，改沙苑子为 30g，21 剂，每日 1 剂，水煎服。

十一诊：2020 年 8 月 20 日。病情稳定，情绪尚可，诸症缓解，纳可，勃起不坚。舌质淡红，苔薄白，脉沉弦。方用逍遥散合地黄饮子。处方：柴胡 10g，白芍 15g，白术 10g，人参 15g，黄芪 15g，当归 20g，麻黄 6g，附子 10g，细辛 3g，茯神 15g，远志 6g，石菖蒲 15g，苍术 15g，露蜂

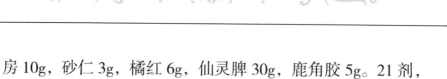

房 10g，砂仁 3g，橘红 6g，仙灵脾 30g，鹿角胶 5g。21 剂，每日 1 剂，水煎服。

十二诊：2020 年 9 月 10 日。病情稳定，勃起尚可，双下肢沉酸乏，眠可。舌质红，边有齿痕，苔薄白，脉沉细。上方加桂枝 10g，云苓 10g，菟丝子 15g，枸杞子 15g。14 剂，每日 1 剂，水煎服。

十三诊：2020 年 9 月 24 日。病情稳定，腰有沉乏感，同房一般，睡眠不踏实。舌质淡，苔白，脉沉细。方用逍遥散合地黄饮子。处方：柴胡 10g，白芍 15g，白术 10g，人参 15g，黄芪 30g，当归 20g，麻黄 10g，附子 10g，细辛 3g，茯神 30g，远志 6g，石菖蒲 15g，苍术 15g，露蜂房 10g，砂仁 3g，橘红 6g，仙灵脾 30g，鹿角胶 5g，川断 15g，柏子仁 5g。21 剂，每日 1 剂，水煎服。

十四诊：2020 年 10 月 18 日。病情好转，勃起可，怕累。舌质淡红，苔薄白，脉沉。用 8 月 20 号方，改麻黄为 10g，附子为 15g，白术为 20g，加菟丝子 15g，阳起石 45g，21 剂，每日 1 剂，水煎服。

十五诊：2020 年 11 月 9 日。精神情绪可，无明显乏力，勃起弱。舌质淡红，体胖有齿痕，苔白，脉沉细弦。处方：苍术 15g，石菖蒲 20g，柴胡 15g，白芍 20g，白蒺藜 10g，菟丝子 15g，白术 15g，人参 10g，黄芪 30g，鹿角胶 5g，当归 15g，甘草 10g，茯神 15g，远志 6g，阳起石 60g，木香 10g，龙眼肉 15g，陈皮 10g，砂仁 6g，仙灵脾 45g。21 剂，每日 1 剂，水煎服。

十六诊：2020 年 11 月 30 日。乏力，早泄，服中药后好转，刻下见体力可，同房尚可。舌质淡红，苔薄白，脉沉。辨证为肾虚挟瘀。处方：苍术 15g，石菖蒲 20g，柴胡 10g，白芍 20g，茯神 15g，砂仁 6g，阳起石 60g，菟丝子 30g，白术 15g，人参 10g，黄芪 30g，橘红 6g，白蒺藜 15g，仙灵脾 45g，当归 15g，甘草 10g，远志 6g，木香 10g，神曲 6g，鹿角胶 5g。21 剂，每日 1 剂，水煎服。

十七诊：2020 年 12 月 24 日。病情稳，勃起可，情绪稳定，无明显乏力，纳可，入眠可。舌质淡红，苔薄白，脉沉。上方去木香、苍术，改白术为 35g，人参 12g，加露蜂房 10g，14 剂，每日 1 剂，水煎服。

按语：本患者治疗时间将近 1 年，治疗效果满意，无非调肾调心，很多阳痿伴发严重的神经官能症或神经过度紧张，故治疗时间长。特别要指出的是，治疗时，不仅要补肾温阳，也要注意健脾益气、养心安神。

医案 5

患者：刘某某，男，40 岁，2020 年 12 月 21 日就诊。

现病史：患者尿频，尤以夜尿频明显，白天无尿频，阳痿，早泄，小腹略胀。舌质略淡红，边尖红，苔薄白，脉沉。

辅助检查：B超：前列腺炎；尿常规：（－）。

中医诊断：阳痿。

辨证：肾虚挟湿瘀证。

治则：补肾活血祛湿。

方药：益肾汤加减。山茱萸 15g，山药 15g，熟地黄 15g，川楝子 10g，菟丝子 15g，延胡索 10g，刘寄奴 10g，当归 10g，牛膝 15g，仙灵脾 45g，仙茅 30g，枸杞子 30g，鹿角胶 5g，五味子 5g。10 剂，每日 1 剂，水煎服。

按语：患者夜尿频、阳痿早泄，辨证属肾虚兼有湿邪瘀滞，中药给予益肾汤加减。方中山茱萸、熟地黄、菟丝子、刘寄奴、当归、牛膝、仙灵脾、仙茅、鹿角胶均为补肾益气壮阳之品，用之可使肾虚得解，加用五味子以固精锁尿。

 腰痛

腰痛是指腰部感受外邪，或因劳伤，或由肾虚而引起气血运行失调，脉络绌急，腰府失养所致的以腰部一侧或两侧疼痛为主要症状的一类病证。相当于西医学中的风湿性腰痛、腰肌劳损、脊柱病变之腰痛等证。腰痛一病，古代文献早有论述，如《素问·脉要精微论》就指出："腰者，肾之府，转摇不能，肾将惫矣。"说明了肾虚腰痛的特点。腰为肾之府，乃肾之精气所溉之域。肾与膀胱相表里，足太阳经过之。此外，任、督、冲、带诸脉，亦布其间，故内伤则不外肾虚。而外感风寒湿热诸邪，以湿性黏滞，湿流下，最易痹着腰部，所以外感总离不开湿邪为患。内外二因，相互影响故为病。

医案 1

患者：贾某某，男，22 岁，2020 年 4 月 20 日就诊。

现病史：患者腰痛腰酸，伴遗精，略有阴囊潮湿。舌质红，质暗，苔薄黄，脉沉细数。

中医诊断：腰痛。

辨证：肾阴虚挟湿证。

治则：滋阴补肾。

方药：知柏地黄汤加减。熟地黄 30g，牡丹皮 10g，生地黄 10g，云苓 10g，泽泻 10g，山茱萸 15g，山药 15g，知母 10g，黄柏 10g，沙苑子 15g。7 剂，每日 1 剂，水煎服。

二诊：2020 年 4 月 27 日。病情好转，口渴，腰酸。舌质红，苔薄白，脉沉。上方改生地黄 30g，加枸杞 15g、

女贞子 15g、莲子心 5g。10 剂，每日 1 剂，水煎服。

三诊：2020 年 5 月 7 日。病情好转，诸症减，腰酸偶有，夜眠可，无汗。舌质红，苔薄黄，脉沉缓。上方加牛膝 15g，车前子 10g。14 剂，每日 1 剂，水煎服。

四诊：2020 年 5 月 21 日。病情稳定，有午后腰酸，口渴，无遗精。舌质红，边尖红赤，苔薄黄，脉沉细。处方：竹叶 10g，甘草 10g，生地黄 30g，木通 6g，牡丹皮 10g，云苓 10g，泽泻 10g，山茱萸 15g，山药 15g，黄檗 10g，熟地黄 15g，枸杞子 15g，菟丝子 15g，牛膝 15g。21 剂，每日 1 剂，水煎服。

五诊：2020 年 7 月 6 日。病情稳定，腰酸乏力，略口渴，无遗精。舌质淡红，边尖红赤，苔薄白，脉沉细。方用六味地黄汤加减。处方：莲子 15g，麦冬 10g，熟地黄 30g，牡丹皮 10g，云苓 10g，泽泻 10g，沙苑子 30g，山茱萸 15g，山药 15g，枸杞子 10g，黄连 6g，肉桂 5g。14 剂，每日 1 剂，水煎服。

六诊：2020 年 7 月 20 日。病情好转，诸症减，略腰痛，无遗精，面色红润。舌质红，边尖红赤，苔薄白，脉细。上方加莲子心 5g，牡蛎 15g，生地黄 15g，改麦冬为 15g。7 剂，每日 1 剂，水煎服。

七诊：2020 年 7 月 27 日。病情稳定，口渴，略腰痛，诸症减。舌质红，边尖红，苔薄白。上方改莲子为30g，加龙骨15g，沙苑子15g，14剂，每日1剂，水煎服。

八诊：2020年8月10日。病情好转，略腰酸、口渴。舌质红，边尖红赤，苔黄，脉沉细数。方用六味地黄汤加减。处方：生地黄30g，熟地黄15g，牡丹皮10g，云苓10g，泽泻10g，山茱萸15g，山药15g，麦冬10g，莲子心6g，沙苑子30g，龙骨15g，牡蛎15g，芡实10g，黄连6g，肉桂3g，杜仲15g。13剂，每日1剂，水煎服。

九诊：2020年8月24日。病情好转，诸症减。舌质红，边尖红赤，苔薄白，脉沉细弦。上方改熟地黄为30g、麦冬为15g，加竹叶10g，黄芩6g。14剂，每日1剂，水煎服。

十诊：2020年9月7日。病情好转，腰痛沉乏。舌质红赤，苔薄黄，脉弦数。上方加丝瓜络15g，牛膝15g，桑枝30g。14剂，每日1剂，水煎服。

十一诊：2020年9月21日。腰痛酸楚，无遗精。舌质红，边尖红赤，脉沉细数。方用六味地黄汤加减。处方：生地黄30g，牡丹皮10g，云苓10g，泽泻10g，山茱萸15g，山药15g，莲子心6g，莲子15g，沙苑子10g，芡实10g，龙骨15g，牡蛎15g，牛膝15g，枸杞子15g，栀子10g。14剂，每日1剂，水煎服。

十二诊：2020年10月8日。病情好转，腰痛减。舌质红，边尖红，苔白，脉沉细。上方改牛膝为 30g，加女贞子 15g。14 剂，每日 1 剂，水煎服。

十三诊：2020 年 10 月 22 日。病情稳定，腰痛，口干。舌质红，边尖红赤，苔薄白，脉沉细。9 月 21 日方加女贞子 10g，旱莲草 10g，知母 10g，黄檗 6g。14 剂，每日 1 剂，水煎服。

十四诊：2020 年 11 月 5 日。病情稳定，腰痛，午后轻，口干咽燥，偶有遗精，眠可。舌体红，边尖红赤，苔薄黄，脉沉细。方用知柏地黄汤加减。处方：知母 10g，黄檗 10g，熟地黄 30g，牡丹皮 10g，云苓 10g，泽泻 10g，山茱萸 15g，山药 15g，杜仲 30g，牛膝 30g，生地黄 15g，莲子 10g，莲子心 3g，麦冬 10g。14 剂，每日 1 剂，水煎服。

十五诊：2020 年 11 月 19 日。病情稳定，口干燥减，腰痛酸楚减。舌质红，边尖红赤，苔薄白，脉沉细数。上方加女贞子 10g，旱莲草 15g，枸杞子 10g。14 剂，每日 1 剂，水煎服。

按语：腰痛原因很多，有肾虚者，有风寒湿者，有痰饮者，有气滞者，有血瘀者，有湿热者，有外伤者。本患者肾虚兼湿热者，肾虚以阴虚为主，故治疗上先予知柏地黄汤加减，后在六味地黄汤的基础上加减。历诊遣方用药，或交通心肾，或予以固涩，或补中兼清，总以其病机为准。

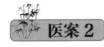

医案2

患者：郝某某，男，25岁，2020年10月26日就诊。

现病史：患者腰痛，且同房后明显，伴乏力神疲，腰酸劳累后亦加重。舌质略暗红，苔薄白，脉细数。

中医诊断：腰痛。

辨证：脾肾气虚证。

治则：健脾补肾，益气固精。

方药：六味地黄汤加减。熟地黄15g，人参10g，麻黄10g，仙灵脾15g，仙茅15g，仙鹤草15g，威灵仙15g，柴胡12g，白芍30g，茯苓15g，玉竹10g，龙骨15g，牡蛎15g，枳壳10g，山茱萸15g，山药15g，生地黄15g，牡丹皮10g。10剂，每日1剂，水煎服。

二诊：2020年11月6日。病情好转，乏力显减，腰痛减，期间同房2次。舌质红略暗，苔薄白，脉沉细。上方改玉竹为15g，熟地黄30g，牡蛎30g。14剂，每日1剂，水煎服。

三诊：2020年11月20日。病情稳定，乏力减，同房次数有所增加，腰痛减。舌质淡红，苔薄白，脉沉细。上方加莲子15g，14剂，每日1剂，水煎服。

四诊：2020年12月4日。病情好转，乏力显减，勃起可，略腰痛。舌质红，苔薄白，脉沉细数。山茱萸15g，山药 15g，熟地黄 30g，玉竹 10g，麦冬 10g，玄参 10g，莲子 15g，牡蛎 30g，生地黄 15g，人参 10g，麻黄 10g，仙灵脾 15g，仙茅 15g，仙鹤草 15g，威灵仙 10g，柴胡 12g，白芍 30g，茯苓 15g。14 剂，每日 1 剂，水煎服。

按语：青年男性，房事频繁，久则伤肾，腰为肾之府，故治以健脾补肾，益气固精。药用熟地黄、山药、山茱萸、二仙等补肾，麦冬、玄参、玉竹养阴，莲子、山药、白芍等固精，并予柴胡、麻黄祛风邪，使散中有收，收中有散，补不滋腻，散不伤正则腰痛愈，乏力减。

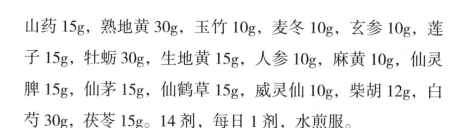

医案 3

患者：岳某某，男，15 岁，2020 年 11 月 9 日就诊。

现病史：患者腰沉乏力，腰酸，脱发，白天易倦，耳鸣。舌质淡红，苔白，脉沉细。

中医诊断：腰痛。

辨证：肾阳不足证。

治则：温补肾阳。

方药：肾气丸加味。附子 6g，桂枝 10g，牡丹皮 10g，云苓 10g，泽泻 10g，山茱萸 15g，山药 15g，熟地黄 30g，麻黄 6g，细辛 6g，枸杞 15g，补骨脂 15g。14 剂，每日 1 剂，水煎服。

二诊：2020 年 11 月 23 日。病情好转，略腰痛，白天易倦好转。舌质暗红，脉沉。上方改附子为 10g，加川断 15g，杜仲 15g，14 剂，每日 1 剂，水煎服。

三诊：2020 年 12 月 7 日。心神恍惚，夜眠少，乏力，腰酸乏力，耳鸣，脱发。舌质红略暗，苔黄，脉数。方用六味地黄汤加减。处方：人参 12g，远志 10g，石菖蒲 10g，茯神 15g，龙骨 15g，牡蛎 15g，山茱萸 15g，熟地黄 30g，山药 15g，云苓 10g，牡丹皮 10g，泽泻 10g。14 剂，每日 1 剂，水煎服。

按语：患者先天肾气不足，故予肾气丸加味治疗，但麻黄、细辛易耗正气，阳气浮而不降，出现心神恍惚，夜眠少，不可久用，故三诊时改方以六味地黄加安神定志之品而获全效。金维良主任医师指出：火神派一度风行，提倡应用大剂量的附子，但根据自己的体会，认为还是应遵循《黄帝内经》"少火生气，壮火食气"之训，附子小量使用，一般从 6g 开始，起效后可适量加用至 10g。

医案 4

患者：李某某，男，21 岁，2020 年 11 月 23 日就诊。

现病史：患者腰酸乏力，腰痛，睡眠可，口干舌燥。舌质红，苔薄白，脉细数。

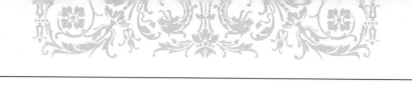

中医诊断：腰痛。

辨证：肾阴虚证。

治则：滋阴补肾。

方药：六味地黄汤加减。菟丝子 15g，枸杞子 15g，牛膝 10g，熟地黄 30g，牡丹皮 10g，云苓 10g，泽泻 10g，山药 15g，泽泻 15g，山茱萸 15g，山药 15g，杜仲 30g，川断 15g。7 剂，每日 1 剂，水煎服。

二诊：2020 年 11 月 30 日。腰痛，活动后无变化，入眠差，小便无异常，阴囊无潮湿。舌质红，苔厚黄偏腻，脉弦。方用四妙散合活络效灵丹加减。处方：牛膝 30g，薏苡仁 30g，苍术 15g，黄檗 10g，桑枝 30g，丝瓜络 30g，当归 15g，丹参 30g，乳香 10g，没药 10g，知母 10g，旱莲草 10g。7 剂，每日 1 剂，水煎服。

三诊：2020 年 12 月 7 日。病情略好转，腰痛缓解，入眠可，口干，足汗。舌质红，苔薄黄，脉弦。上方加女贞子 15g，山茱萸 15g，山药 15g，熟地黄 20g。14 剂，每日 1 剂，水煎服。

四诊：2020 年 12 月 21 日。病情好转，腰痛愈，口干足汗少，眠可。舌质红，苔薄黄，脉细。上方改旱莲草为 10g，黄柏为 6g，知母为 15g，熟地黄为 30g。30 剂，每日 1 剂，水煎服。

按语：患者青年男性，腰痛，口干舌燥，舌质红，苔薄白，脉细数，考虑为肾阴虚证，给予六味地黄汤加减。后患者舌苔厚黄偏腻、脉弦，考虑湿热瘀滞，故改为四妙散合活络效灵丹加减以清热化瘀，患者症状逐渐缓解。湿热腰痛，为常见腰痛证型，见《丹溪心法·腰痛》。指腰痛之因于湿热者，或因外感湿热时邪，或因厚味饮食、脾胃失和以致湿热内蕴所致。秦景明谓："湿热腰痛之证，内热烦热，自汗口渴，二便赤涩，酸痛沉重。"并有腰部觉热，甚则肢节红肿，脉数，苔黄腻。治以清利湿热为主，用加味二妙散，大分清饮等方，兼虚者，选用七味苍柏散。

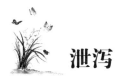

泄泻

泄泻是以大便次数增多，粪质稀薄，甚至泻出如水样为临床特征的一种脾胃肠病证。泄泻一年四季均可发生，以夏秋季较多见。相当于西医学中的急慢性肠炎、肠结核、肠易激综合征、吸收不良综合征等病证。泄泻的论述最早见于《黄帝内经》，《内经》称本病证为"鹜溏""飧泄""濡泄""洞泄""注下""后泄"等，且对本病的病机有较全面的论述，如《素问·生气通天论篇》曰："因于露风，乃生寒热，是以春伤于风，邪气留连，乃为洞泄。"《素问·阴阳应象大论篇》曰："清气在下，则生飧泄"，又说："湿胜则濡泻。"《素问·举痛论篇》曰："寒气客于小肠，小肠不得成聚，故后泄腹痛矣"。

医案

患者：史某某，男，76岁，2019年9月16日就诊。

现病史：患者腹泻每日4～5次，质稀，腹隐痛，无呕吐。舌质红，苔白，脉沉细。

中医诊断：泄泻。

辨证：脾阳虚证。

治则：温阳健脾。

方药：附子理中汤加减。附子6g，人参15g，白术15g，白芍18g，炙甘草10g，干姜6g。3剂，每日1剂，水煎服。

二诊：2019年9月26日。腹痛腹泻愈，面色萎黄，气短乏力，偶口干，大便质稀，舌质淡红，苔白，脉沉。

处方：太子参10g，山药30g，生地黄15g，山茱萸15g，麦冬15g，五味子10g，云苓10g，炙甘草15g，当归15g，白芍10g，白术15g。11剂，每日1剂，水煎服。

按语：本患者平素脾胃虚弱，且有慢性胃炎病史，今因饮食不节而致腹痛腹泻，即西医急性肠炎，病属太阴，故治用附子理中汤，1 剂泻止，3 剂痊愈，后予健脾之剂调理善后。

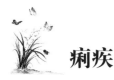

痢疾

痢疾是由痢疾杆菌引起的肠道传染病，又称"肠澼""滞下"，多发于夏秋季节，临床上包括急性细菌性痢疾和慢性细菌性痢疾。其临床表现以发热、腹痛、腹泻、里急后重，排脓血样大便为特点。中医认为本病多因感受外邪，内伤饮食，肠道传导失司，气血瘀滞，肠络受伤，腐败化为脓血而成。

医案

患者：段某，男，28 岁，1989 年 9 月 26 日就诊。

现病史：患者因夜间劳作，食用不洁食物，翌晨腹痛泻利，里急后重，恶寒发热，头痛，曾服"吡哌酸、解热止痛片"无效。近两天上述症状加重，腹痛拒按，后重转剧，不欲离厕，利下赤白，昼夜 10 余次，寒热仍作，无汗，头痛如裹，腰胯酸楚，小便短赤。舌边尖红，舌苔黄，脉滑数，

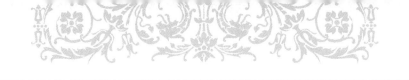

两寸略浮紧。

实验室检查：大便常规：脓细胞（+++），红细胞（++），并见吞噬细胞。

中医诊断：痢疾。

辨证：此证为内有积滞，外感新凉，体壮邪实。

治则：清肠导滞，疏风解表。

方药：以防风通圣散加减。防风 15g，当归 10g，川芎 10g，赤芍 20g，大黄 10g（后入），生石膏 10g，黄芩 10g，滑石 10g，桔梗 10g，甘草 6g，荆芥 10g，栀子 10g，麻黄 6g，桂枝 10g，连翘 15g，薄荷 10g（后入）。2 剂，水煎服，每日 1 剂。

二诊：2 剂后寒热已解，头痛亦除，便次显减，日仅二三行。实验室检查：大便常规正常。唯腹痛绵绵，后重未已，胸脘痞闷，纳食不香。舌淡红，苔薄白，脉弦滑。外邪虽解，湿滞未消，脾胃不醒。继用香连化滞汤 3 剂，腹痛止，后重除，胃纳复常。

按语：痢疾初起，多由湿热与食积阻滞肠胃而发，《脉诀》有"无积不痢"之说。治疗当"先逐去积滞，以清肠化滞，调气养血"为其大法，但患者痢发之际，又兼外感新凉，风寒束表，里热邪实，表证亦急。如泥于导滞，弃表寒而不顾，只快利一时，却后患无穷。张锡纯治痢经验为"初痢兼感表证者，不可独治其痢而忽视表症，当在治疗药中兼加表散之品，以防邪随痢内陷。"故投防风通圣散，意在疏表寓清里之中，表里双解，甚为合拍。一谓"通因通用"，行气导滞，泻热攻里，荡涤肠胃湿热积滞；二乃辛温开郁、疏风散寒，加桂枝得微汁以解表邪。而用桂枝也有借河间治热痢用辛温以开发肠胃郁结、利湿润燥之意。佐大黄以消助火之虑。表证解后，扶脾导滞，用药亦清亦逐，故获痊愈。

慢性肾炎

慢性肾炎是慢性肾小球肾炎的简称，以蛋白尿、血尿、高血压、水肿为基本的临床表现，因其主要症状不同而属中医学"水肿""虚劳""腰痛""尿浊""尿血""慢肾风"的范畴，发病以正虚和标实相兼多见。正虚为主者，可见肺、脾、肝、肾的亏损，以脾、肾亏损多见；标实为主者，以湿热、瘀血多见。患者常虚实夹杂，故要标本兼治。

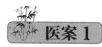

医案 1

患者：李某某，男，30 岁，2016 年 8 月 15 日就诊。

主诉：患者发现尿蛋白1年，困倦乏力1周。

现病史：患者1年前查体时发现尿蛋白（+），因无明显不适，未曾诊治，1周来患者无明显诱因出现困倦乏力，小便色白浑浊多沫，遂前来就诊。现症见：困倦乏力，劳累后心慌，纳眠差，小腹胀满不适，小便色白浑浊多沫，尿后余沥，无尿痛、尿急、尿频等尿路刺激症状，周身无水肿。舌质淡暗苔白厚腻，脉沉细。

既往史：既往无高血压、糖尿病等病史。

辅助检查：查尿常规示尿蛋白（++），24小时尿蛋白定量1.2g。

中医诊断：尿浊。

辨证：脾肾亏虚，湿瘀阻滞证。

西医诊断：慢性肾炎。

治则：健脾益肾，祛湿活血。

方药：参芪地黄汤加减。人参10g，黄芪15g，生地黄15g，熟地黄15g，茯苓15g，山药10g，泽泻10g，山茱萸10g，枸杞子10g，菟丝子15g，当归10g，红花10g，牛膝30g，延胡索10g，草薢10g，车前子10g。7剂，水煎服，每日1剂，早晚分服。忌辛辣油腻。

二诊：2016年8月22日。服上方7剂，诉困倦乏力、小腹胀满明显好转，小便浑浊多沫略有改善。患者特别提到多年来自己性欲差、无心无力，以致夫妻生活不和谐，服药后有改善，特别满意。舌淡红苔白，已无厚腻，脉沉细。继予参芪地黄汤加减。人参 10g，黄芪 30g，生地黄 15g，熟地黄 15g，茯苓 10g，山药 10g，泽泻 10g，山茱萸 10g，牡丹皮 10g，枸杞子 15g，菟丝子 15g，当归 10g，牛膝 30g，萆薢 15g。14 剂，水煎服，每日 1 剂，早晚分服。

三诊：2016 年 9 月 5 日。患者诉诸症皆明显好转，房事亦满意，纳眠佳，小便已无浑浊，且无尿后余沥，舌淡红苔薄白，脉细。复查尿常规尿蛋白（-），24 小时尿蛋白定量 0.13g。继予参芪地黄汤加减。人参 10g，黄芪 30g，生地黄 15g，熟地黄 15g，茯苓 10g，山药 10g，泽泻 10g，山茱萸 10g，牡丹皮 10g，枸杞子 15g，菟丝子 15g，当归 10g，牛膝 15g，鹿角胶 10g。14 剂，水煎服，每日 1 剂，早晚分服。

四诊：诸症消失，效不更方，上方继服 14 剂，以巩固疗效。

按语：本例患者为慢性肾炎，主要表现为困倦乏力、小便色白浑浊多沫，伴心慌，纳眠差，小腹胀满不适，舌质淡暗苔白厚腻，脉沉细。为本虚标实之证，脾肾亏虚为本、湿瘀阻滞为标，脾虚不运，水湿内生，故困倦乏力、纳差食少；肾虚不固，精微从小便而出，故小便多沫；水液代谢失常，内湿壅盛,阻滞气血,经络不通,故小腹胀满不适。脾肾亏虚,阳痿日久,虽初诊时未言,实在意料之中。

参芪地黄汤源于清代医家沈金鳌编撰的《沈氏尊生书》,始用于治疗气血亏虚之大肠痈,因本方能健脾补肾、益气固精,后世多用来治疗慢性肾脏疾病。本患者初起治疗以治标为主,方用茯苓、泽泻、萆薢、车前子祛湿浊,当归、红花、牛膝、活血通经以治标;人参、黄芪甘温益气,生熟地、山药、山茱萸、枸杞子、菟丝子等补肾固精以治本。复诊时其湿浊去、瘀滞通,则以治本为主,故逐渐去红花、延胡索、车前子、萆薢等治标之药,而加鹿角胶补肾温阳以固根本。患者本为治疗尿浊,其多年阳痿亦经治而愈,实出患者意料,却坚定了患者坚持服用中药的信心,最终尿浊亦愈。

我们常说辨证论治是中医特色,本案正说明中医治病一定要辨证准确,"守方"加减用药,疗效满意。

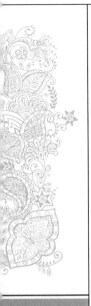

医案2

患者:田某某,女,57岁,2019年7月12日就诊。

现病史:患者慢性肾炎病史4年余,西医予激素等药物治疗,但病情反复发作,蛋白尿(+++),刻下:双下肢水肿,身时冷时热,目红、口糜已多年,腰不痛,头不晕,纳可,大便可,尿频有沫。舌红苔白,脉略沉弦。

辅助检查：血压 130/80mmHg（降压药：代文，每日 1 粒）。24 小时尿蛋白定量 2.04g。

中医诊断：慢肾风。

辨证：湿浊证。

西医诊断：慢性肾炎。

治则：祛湿利尿泄浊。

方药：五苓散加减。茯苓 25g，泽泻 12g，白术 10g，猪苓 12g，山药 50g，沙苑子 15g，金樱子 12g，仙鹤草 12g，乌贼骨 40g，茜草 10g，山茱萸 10g，花粉 15g。28 剂，每日 1 剂，水煎服。

二诊：2019 年 8 月 22 日。双下肢水肿略减轻，身倦怠乏力，略心烦。舌质红苔薄，脉沉弦。血压 130/80mmHg，24 小时尿蛋白定量 1.36g。处方：牛膝 20g，薏苡仁 15g，黄柏 10g，苍术 10g，云苓 10g，猪苓 6g，泽泻 30g，白术 10g，桂枝 10g，生黄芪 45g，山药 30g，当归 20g。21 剂，每日 1 剂，水煎服。

三诊：2019 年 9 月 16 日。病情好转，双下肢水肿略消，心烦热，小便沫少。舌质淡红，少苔，脉沉弦细。血压 135/95mmHg。24 小时尿蛋白定量 0.89g。处方：党参 15g，麦冬 15g，五味子 10g，生甘草 30g，云苓 10g，猪苓 10g，泽泻 30g，白术 15g，桂枝 10g，生黄芪 45g，山药

15g，当归 15g，益母草 30g，乌贼骨 30g。28 剂，每日 1 剂，水煎服。

四诊：2019 年 10 月 21 日。病情已渐好转，但 5 天前感受风寒，恶寒发热咽痛，经治疗无发热咽痛，现仍恶寒，口苦咽干，双下肢水肿略加重，小便沫增多。舌质红少苔，脉沉弦。24 小时尿蛋白定量 1.01g。方用小柴胡汤加减。处方：柴胡 18g，黄芩 15g，半夏 10g，人参 10g，生甘草 10g，大枣 10g，生姜 10g，云苓 10g，猪苓 10g，泽泻 30g，白术 10g，桂枝 10g，菟丝子 10g，益母草 30g。21 剂，每日 1 剂，水煎服。

五诊：2020 年 4 月 9 日。上次治疗后患者病情好转，一直病情平稳，双下肢水肿已消，尿蛋白已转阴，24 小时尿蛋白定量 0.18g。近劳累后感神疲乏力，腰痛，纳食尚可。舌质红，少苔，脉沉细。血压 150/90mmHg。方用参芪地黄汤加减。处方：生黄芪 30g，川芎 15g，金樱子 6g，山茱萸 15g，山药 15g，生地黄 30g，川断 10g，狗脊 10g，补骨脂 15g，杜仲 15g。21 剂，每日 1 剂，水煎服。

六诊：2020 年 4 月 30 日。腰痛乏力改善，双下肢水肿，舌质红，苔少，脉沉。血压 130/90mmHg，24 小时尿蛋白定量 0.38g。方用参芪地黄汤加减。处方：生黄芪 45g，山药 30g，山茱萸 15g，熟地黄 30g，芡实 6g，当归 15g，生地黄 30g，升麻 10g，益母草 30g，金樱子 10g，车前子 15g。28 剂，每日 1 剂，水煎服。

七诊：2020 年 6 月 4 日。病情稳定，双下肢无水肿，纳可，眠可。舌质淡红，苔薄白，脉沉细。24 小时尿蛋白定量 0.22g。血压 132/86mmHg。方用参芪地黄汤加减。处方：金樱子 10g，山药 45g，黄芪 60g，山茱萸 15g，熟地黄 30g，芡实 10g，当归 15g，生地黄 30g，升麻 10g，益母草 30g，太子参 10g，五味子 5g，乌贼骨 15g。28 剂，每日 1 剂，水煎服。

按语：很多慢性肾炎患者服用激素有一定疗效，但病情易反复，中医药治疗本病有一定的优势。本患者治疗效果较好，初始治疗顺利，但后因外感而加重，证属少阳，故四诊时予小柴胡汤加减。少阳居于半表半里之间，为三阳之枢机。伤寒，邪传少阳，正邪分争，邪胜则寒，故见恶寒，更有口苦、咽干等症，则诊断为少阳病无疑。治疗以和解少阳，斡旋气机为主。方以小柴胡汤和解少阳枢机，恢复肝胆出入之机转，从而鼓正祛邪，病情控制。五诊时患者病情略有反复，予参芪地黄汤治疗，病情再次控制。血压较前有所升高，考虑是患者劳累所致，后监测血压水平控制尚可，故未调整降压药物种类及用量。

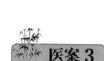

患者：宋某某，男，36岁，2020年6月4日就诊。

现病史：患者慢性肾炎病史1年，现主症：神疲乏力，腰痛，四肢关节痛，背冷感，无水肿。舌质红略暗，苔白，脉沉。

辅助检查：尿常规：蛋白（+）。

中医诊断：慢肾风。

辨证：脾肾亏虚证。

西医诊断：慢性肾炎。

治则：健脾补肾。

方药：益肾汤加减。生黄芪45g，山药15g，牡丹皮10g，云苓10g，党参15g，山茱萸15g，熟地黄30g，泽泻10g，白术10g，仙灵脾30g，当归15g，赤芍15g，川芎10g，附子6g。28剂，每日1剂，水煎服。

二诊：2020年7月23日。服药后患者病情稳定，乏力减，已无四肢关节痛，诉易出汗，性欲差，早泄。舌质略暗红，苔薄白，脉沉。24小时尿蛋白定量0.25g。方用益肾汤合四妙散加减。处方：丹参30g，川芎15g，牛膝30g，车前子10g，薏苡仁30g，苍术10g，黄檗10g，沙苑子15g，龙骨15g，牡蛎15g，黄芪45g，芡实6g，莲子15g，熟地黄

30g，牡丹皮 10g，云苓 10g，泽泻 10g，山药 15g，山茱萸 15g，人参 10g，仙灵脾 30g，露蜂房 10g。28 剂，每日 1 剂，水煎服。

三诊：2020 年 8 月 24 日。服上药后患者病情稳定，余症改善，仍性欲差，早泄，乏力，睡眠可。舌质红苔白，脉沉。24 小时尿蛋白定量 0.29g。处方：苍术 10g，石菖蒲 15g，露蜂房 10g，党参 15g，沙苑子 15g，芡实 6g，龙骨 15g，牡蛎 15g，生黄芪 60g，麻黄根 10g，升麻 15g，浮小麦 15g，仙灵脾 30g，附子 10g，白术 10g。21 剂，每日 1 剂，水煎服。

五诊：2020 年 9 月 14 日。病情稳定，性功能有改善，腰痛，活动略减。舌质暗略红，苔薄白，脉沉。24 小时尿蛋白定量 0.15g。处方：上方加牛膝 30g，川断 15g，狗脊 15g。14 剂，每日 1 剂，水煎服。

按语：患者为青年男性，慢性肾炎合并性功能差，中医一并治疗，看似两病，其实一病，肾虚而已。患者肾虚不固，精微从小便而出，故查蛋白阳性。肾精亏虚，性欲差、早泄，虽初诊时未言，实在意料之中。故治疗补肾可治，则尿蛋白控制，早泄亦愈。方选益肾汤加减，方中党参、熟地黄、黄芪、山药、山茱萸以健脾益肾除湿，当归、牡丹皮、赤芍以活血化瘀，诸药合用起到健脾益肾、活血化瘀，改善肾循环之效。

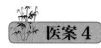 **医案 4**

患者：史某某，男，76 岁，2019 年 12 月 5 日就诊。

现病史：患者面色萎黄，倦怠乏力，眠差，梦多，纳可，小便多沫，双下肢沉重但无水肿。舌质红边有齿痕，苔白，脉结代。

辅助检查：尿常规：蛋白（+++）。

中医诊断：慢肾风。

辨证：心脾两虚证。

西医诊断：慢性肾炎。

治则：健脾养心。

方药：归脾汤合桂枝甘草龙骨牡蛎汤加减。黄芪 45g，云苓 10g，白术 15g，当归 15g，炙甘草 15g，茯神 30g，炒酸枣仁 15g，木香 10g，龙眼肉 10g，石菖蒲 10g，桂枝 6g，川芎 10g，龙骨 10g，牡蛎 10g。14 剂，每日 1 剂，水煎服。

二诊：2020 年 1 月 2 日。患者乏力神疲改善，精神可，睡眠可，小便沫减少。舌质红，苔白，脉结代。检查肾功能：肌酐 105μmol/L，尿素 10.1mmol/L，尿酸正常；尿常规：蛋白（+）。处方：上方改炙甘草 20g，加白芍 15g。14 剂，每日 1 剂，水煎服。

三诊：2020 年 1 月 16 日。病情稳定，精神可，大便 1 日 2 次，胃脘痞满，口中无味。舌质红，苔白腻，脉结代。处方：上方去生龙骨、生牡蛎，加清半夏 10g、厚朴 10g、苍术 10g。21 剂，每日 1 剂，水煎服。

按语：患者平素脾胃虚弱，心血不足，结合其症状表现，予健脾、养心治疗，方选归脾汤合桂枝甘草龙骨牡蛎汤加减，归脾汤以益气补血、健脾养心为主。心藏神而主血，脾主思而统血，思虑过度，心脾气血暗耗，脾气亏虚则倦怠乏力、眠差、梦多；面色萎黄，舌边有齿痕，苔白，脉结代均属心脾两虚、气血不足之象。方中以黄芪、白术、甘草甘温之品补脾益气以生血，使气旺而血生；当归、龙眼肉甘温补血养心；茯神、酸枣仁宁心安神；大枣调和脾胃，以资化源。配合桂枝甘草龙骨牡蛎汤以温补心阳，以桂枝辛甘而温，温振心阳、温通血脉，甘草合桂枝辛甘化阳、温补并行，健脾气、资中焦，使气血生化有源。龙骨、牡蛎重镇潜敛安神。两方合用，使心脾得养、阳气得复、心神得安，则诸症悉除。后因饮食不节出现痰湿中阻，症见胃脘痞满、口中无味，故加半夏、厚朴、苍术化湿。

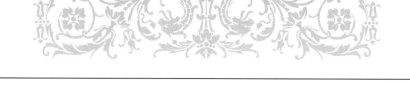

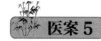 **医案 5**

患者：周某某，男，50 岁，2020 年 12 月 17 日就诊。

现病史：患者发现尿蛋白病史 2 年，同时伴高血压，小便沫多，但身无水肿，纳可，眠可。舌质暗红，苔薄白，脉沉。

辅助检查：尿蛋白（++），血糖 7.6mmol/L。

中医诊断：慢肾风。

辨证：脾肾虚挟湿瘀证。

西医诊断：慢性肾炎。

治则：健脾益肾，祛湿化瘀。

方药：益肾汤加减。益母草 30g，丹参 30g，赤芍 15g，土茯苓 15g，生黄芪 40g，党参 15g，熟地黄 30g，牡丹皮 10g，云苓 10g，泽泻 10g，山药 15g，山茱萸 15g。14 剂，每日 1 剂，水煎服。

按语：中医之慢肾风，临床上以蛋白尿、血尿、高血压、水肿为基本临床表现，起病方式各有不同，可有不同程度的肾功能减退，相当于现代医学之慢性肾炎。临床很多患者小便多沫，但没有水肿，也没有其他明显症状。本患者病史两年，仅小便多沫，未曾出现过水肿，舌质暗红，脉沉，考虑脾肾亏虚、湿邪瘀滞，兼有瘀血阻络，中药给予益肾汤加减，方中党参、熟地黄、黄芪、山药、山茱萸以健脾益肾、化痰除湿，丹参、牡丹皮、赤芍以活血化瘀，诸药合用起到健脾益肾、化痰除湿、活血化瘀，改善肾循环之效。

医案6

患者：张某，男，21岁，2020年10月22日就诊。

现病史：患者发现慢性肾炎病史1年余，现主症：咽干口干，腿酸痛，小便黄赤多沫，身无水肿，无明显乏力。舌质红，苔薄黄，脉沉弱。

辅助检查：尿常规：蛋白（++），潜血（+++），镜下红细胞51个/μl；24小时尿蛋白1.1g。

中医诊断：慢肾风。

辨证：肾阴不足，湿热偏盛证。

西医诊断：慢性肾炎。

治则：滋肾养阴，清热利湿。

方药：益肾解毒汤加减。赤芍15g，丹参30g，半枝莲30g，生黄芪60g，白花蛇舌草30g，生地黄60g，山茱萸15g，山药15g，云苓15g，泽泻15g，党参15g，升麻30g，石苇30g，白茅根30g，小蓟15g。14剂，每日1剂，水煎服。

二诊：2020年12月3日。服药后患者病情改善，无腿酸痛，无咽干口干。舌质红，苔薄黄，脉沉细。检查24小时尿蛋白定量0.8g。尿常规：尿潜血（＋），蛋白（＋-），镜下红细胞11个／μl。方用益肾解毒汤加减。处方：芡实6g，金樱子6g，生黄芪60g，丹参30g，升麻15g，熟地黄30g，牡丹皮10g，云苓10g，泽泻10g，山药15g，山茱萸15g，生地黄45g，半枝莲30g。14剂，每日1剂，水煎服。

按语：患者为慢性肾炎，无水肿，咽干口干，腿酸痛，小便黄赤多沫，证属少阴肾水不足，少阴阴液亏虚，不能濡润喉咙，则咽干口干，膀胱热邪扰动，则小便黄赤。故予清热利湿、滋肾养阴治疗。方予益肾解毒汤加减。益肾解毒汤以六味地黄汤为基础方，配合清热解毒之品，方选生地黄、党参，益气滋阴补肾，填精益髓，山茱萸补养肝肾，并能涩精；山药补益脾阴，亦能固精，配伍泽泻利湿泄浊，茯苓淡渗脾湿，并助山药之健运。赤芍、半枝莲、白花蛇舌草、白茅根、小蓟等以清热解毒凉血止血。诸药合用，疗效显著。

医案7

患者：于某某，女，78岁，2020年12月24日就诊。

现病史：患者慢性肾炎病史半年，现主症：腰痛，乏力，小便浑浊多沫，身无水肿，纳眠尚可，平素易感冒。舌质淡红，苔黄白，脉沉。

辅助检查：尿常规：潜血（++），尿蛋白（+）。

中医诊断：慢肾风。

辨证：肾虚挟湿证。

西医诊断：慢性肾炎。

治则：补肾祛湿。

方药：参芪地黄汤加减。云苓 10g，泽泻 10g，黄芪 30g，党参 15g，山茱萸 15g，山药 15g，熟地黄 30g，土茯苓 30g，丹参 30g，白花蛇舌草 15g。14 剂，每日 1 剂，水煎服。

按语：本例慢性肾炎患者为老年女性，证属肝肾不足，兼肺脾气虚，故平素易感冒，予参芪地黄汤补肾固精、健脾益气，加土茯苓、白花蛇舌草清热祛湿。本患者以此方调理 3 个月余，后复查尿常规蛋白转阴。

医案8

患者：张某某，男，37 岁，2020 年 11 月 16 日就诊。

主诉：发现蛋白尿 14 年，双下肢乏力 5 天。

现病史：患者 14 年前查体发现尿蛋白（++），时予激素治疗，因效果不佳而自行停用，后在我院门诊服用中药治疗，病情尚稳定。5 天前，患者劳累后出现双下肢乏力，精神倦怠，小便沫增多。舌质淡红，苔薄黄腻，脉弦滑。

辅助检查：24 小时尿蛋白定量 5.07g；尿常规：潜血（+）、蛋白质（+++）。

中医诊断：慢肾风。

辨证：肝郁肾虚证。

西医诊断：慢性肾炎。

治则：益肾疏肝。

方药：导赤散加减。生地 15g，木通 10g，甘草 10g，竹叶 12g，金樱子 15g，沙苑子 15g，莲子心 5g，丹参 15g，萆薢 12g。4 剂，每日 1 剂，水煎服。

二诊：2020 年 11 月 20 日。患者双下肢乏力无明显改善。舌脉如前。方用补肝汤加减。处方：生地 15g，木通 10g，甘草 10g，竹叶 12g，金樱子 15g，沙苑子 15g，当归 10g，旋覆花 6g，五味子 10g，麦冬 10g，玄参 10g，川芎 6g，莲子心 5g，丹参 15g，萆薢 12g。7 剂，每日 1 剂，水煎服。

按语：患者为慢性肾炎，长期服用中药治疗，病情控制稳定。首诊服用中药未能取效，二诊时，结合 2020 年为庚子年，遂加用补肝汤，患者很快下肢乏力改善，且复查 24 小时尿蛋白定量已经降为 1.1g，因此学会应用运气方在临床上常常取得出人意料的效果。

狼疮性肾炎

狼疮性肾炎是常见的继发性肾小球疾病，也是系统性红斑狼疮较常见且严重的并发症，中医学文献中对狼疮性肾炎虽没有明确的名称描述，但根据其临床症状可列入"阴阳毒""丹疹""痹证""肾着""水肿""虚劳"等范畴。眭书魁主张系统性红斑狼疮以"周痹"名之，而狼疮性肾炎因出现水肿、蛋白尿及肾衰竭、小便不利者，称为"肾痹"。此病名既明确指出主要的病变部位，又体现了本病属于"痹证"，可出现关节疼痛及其他器官受累的特点，比较适合用作狼疮性肾炎的中医病名。中医认为本病多是由于先天禀赋不足，肾精亏虚或七情内伤，阴阳失调，或肾精素亏，复感邪毒，或服食毒热之品，致气血阻滞，运行不畅，邪毒久稽经络血脉所致。

 医案

患者：程某某，男，65岁，2020年4月6日就诊。

现病史：患者红斑狼疮性肾炎病史2年，激素治疗效果不佳，不欲西药治疗，故来求中医诊治。刻下见激素面容，口渴，汗多，小便多沫，时有乏力，身无浮肿。舌质淡红，苔薄白，脉弦细。

辅助检查：24小时尿蛋白定量1.3g。

中医诊断：狼疮性肾炎。

辨证：脾肾虚挟湿证。

治则：健脾益肾。

方药：参芪地黄汤加减。土茯苓45g，白术10g，乌贼骨30g，白花蛇舌草15g，黄芪45g，川芎10g，山茱萸15g，云苓10g，熟地黄30g，党参15g，山药15g，升麻10g，泽泻10g，牡丹皮10g。28剂，每日1剂，水煎服。

二诊：2020年4月27日。患者病情稳定，伴口渴、乏力感，大便1日3次。舌质淡红，苔薄白，脉弦。检查24小时尿蛋白定量1.8g。方用参芪地黄汤加减。处方：生黄芪60g，山药30g，金樱子6g，云苓10g，泽泻10g，山茱萸15g，熟地黄30g，牡丹皮10g，丹参30g，赤芍15g，白术30g，生地黄60g，党参15g，桃仁10g，花粉30g。28剂，每日1剂，水煎服。

三诊：2020年6月1日。患者病情稳定，口渴甚，夜尿多。舌质淡红，苔薄白，脉沉。检查24小时尿蛋白定量1.1g。方用参芪地黄汤加减。处方：花粉30g，黄连10g，生地黄30g，黄芪75g，山药60g，藕节炭10g，党参15g，云苓

10g，泽泻 10g，山茱萸 15g，熟地黄 15g，金樱子 6g。21 剂，每日 1 剂，水煎服。

四诊：2020 年 6 月 22 日。患者病情好转，夜尿多，口渴，但较前减轻。舌质红，苔薄白，脉沉。检查尿素 8.5mmol/L，尿酸 499μmol/L；24 小时尿蛋白定量 0.78g。方用参芪地黄汤加减。处方：花粉 30g，黄连 6g，生地黄 60g，黄芪 75g，山药 60g，藕节炭 10g，党参 15g，云苓 10g，泽泻 10g，山茱萸 15g，熟地黄 15g，金樱子 6g，知母 10g，覆盆子 15g。28 剂，每日 1 剂，水煎服。

五诊：2020 年 7 月 20 日。患者病情稳定，略口渴，无水肿，夜尿多。舌质略淡红，苔薄白，脉沉数。检查 24 小时尿蛋白定量 0.9g。上方去黄连，改黄芪 90g，花粉 15g，加白术 30g。14 剂，每日 1 剂，水煎服。

六诊：2020 年 8 月 3 日。患者病情稳定，无明显不适。舌质淡红，苔白，脉沉。检查 24 小时尿蛋白定量 0.74g。方用六味地黄汤加减。处方：生黄芪 90g，白术 30g，花粉 15g，生地黄 60g，知母 10g，覆盆子 15g，山药 60g，五味子 6g，桑螵蛸 10g，山茱萸 15g，云苓 10g，附子 6g。28 剂，每日 1 剂，水煎服。

七诊：2020 年 10 月 22 日。患者口干渴，夜尿多。舌质淡红，苔薄白，脉弦。检查 24 小时尿蛋白定量 0.99g。

方用桂附地黄汤加减。处方：附子6g，花粉20g，山药30g，云苓10g，瞿麦10g，泽泻30g，猪苓6g，桂枝10g，白术20g，黄芪60g，芡实10g，党参15g。28剂，每日1剂，水煎服。

八诊：2020年11月23日。患者病情稳定，口干。舌质淡红，苔白，脉弦。检查24小时尿蛋白定量0.8g。上方加益智仁15g、乌药15g，改附子为10g。28剂，每日1剂，水煎服。

九诊：2020年12月21日。患者病情稳定，口干，无水肿，夜尿3次。舌质淡红，苔薄白，脉沉。检查24小时尿蛋白定量0.26g。上方改花粉30g。28剂，每日1剂，水煎服。

按语：狼疮性肾炎是指系统性红斑狼疮合并双肾不同病理类型的免疫性损害，同时伴有明显肾脏损害临床表现的一种疾病。其发病与免疫复合物形成、免疫细胞和细胞因子等免疫异常有关。除SLE全身表现外，临床主要表现为血尿、蛋白尿、肾功能不全等。患者长期服用激素，已伤及肝肾脾胃。肝肾不足、脾胃亏虚、阴血不足为本，湿热血瘀为标，治疗上应培补正气，佐以清热祛湿、活血祛瘀。方中地黄、山药、山茱萸、牡丹皮、茯苓、泽泻等可滋阴益肾，同时加用土茯苓、白术、乌贼骨、川芎、黄芪等以益气扶正、活血化瘀，改善肾脏循环，利尿消肿。患者出现夜尿频多、口渴等症，考虑肾阴亏虚，气虚不固，故加用益智仁固精缩尿，白术、附子、党参等以益气扶正。诸药合用，共奏健脾益肾、益气扶正、通腹降浊、固精缩尿之效。患者慢性病程，治疗周期长，将近一年的时间，但总体上是参芪地黄汤加减，主次分明，辨证准确，选药精当而获效。

肾病综合征

肾病综合征是以大量蛋白尿、严重水肿、低蛋白血症和高脂血症为临床特征的疾病。它包括原发性肾病、类肾病型慢性肾炎及各种继发性肾脏病。中医学没有肾病综合征这一病名，然据其症状可归属于"水肿（阴水）""虚劳""尿浊"范畴。《灵枢·水胀》篇载："水始起也，目窠上微肿，如新卧起之状，其颈脉动，时咳，阴股间寒，足胫肿，腹乃大，其水已成矣。"颇类本病症候。本病常因外感六淫，或内伤七情，使全身气化功能失常所致。病位多在肺、脾、肾、三焦。若因外邪而致水肿者，病变部位开始多责之肺及上焦。所以古人归纳水肿的基本病机为其标在肺，其制在脾，其本在肾，其中以脾为制水之脏，实为水肿病机的关键。而肾气亏虚，失于封藏，不能固摄，精微下泄亦可致尿蛋白产生。现代医家也多从肺、脾、肾三脏辨证论治本病。

医案 1

患者：许某某，男，39 岁，2020 年 12 月 10 日就诊。

现病史：患者肾病综合征病史 10 余年，刻下见劳累后乏力，无水肿，小便浑浊多沫。舌质淡红，苔白，脉沉。

辅助检查：肾功正常，尿常规：蛋白（+++）；24 小时尿蛋白定量 3.1g。

中医诊断：尿浊。

辨证：脾肾亏虚证。

西医诊断：肾病综合征。

治则：补益脾肾。

方法：参芪地黄汤加减。生黄芪 60g，白术 15g，党参 15g，熟地 30g，牡丹皮 10g，云苓 10g，泽泻 10g，山茱萸 15g，山药 15g，白花蛇舌草 30g，石韦 30g。14 剂，每日 1 剂，水煎服。

二诊：2020 年 12 月 24 日。小便沫减少，无乏力，无水肿，血压 130/100mmHg。舌质红，苔薄白，脉沉。检查 24 小时尿蛋白定量 1.9g。上方加丹参 30g，当归 30g，益母草 30g。21 剂，每日 1 剂，水煎服。

按语：不论慢性肾炎还是肾病综合征，中医治疗其实没有变化,变化的是西医病名。本患者虽然年轻,但病史已10年,也曾西药多方治疗,病情也算稳定,但尿蛋白始终难消,遂求中医诊治。患者患病日久,亦曾服用激素治疗,虚象明显,脾肾不足,应用激素后气血湿瘀致气机紊乱,治疗亦予参芪地黄汤加减,强化先后天之功能,湿瘀得祛,故临床见效。后期随访患者多次复查24小时尿蛋白定量在0.5g左右波动。

金维良主任医师认为肾性水肿的发病有以下几个特点:一是本病多表现为本虚标实,即肺脾肾三脏亏虚为本,而以肾虚为根本、关键,湿瘀阻滞为标。二是很多顽固性水肿常伴蛋白尿、血尿。蛋白、血液乃精微物质,《素问·经脉别论》云:"饮入于胃,游溢精气,上输于脾,脾气散精,上归于肺,通调水道,下输膀胱,水精四布,五经并行。"肺虚卫气不固,精微不能输布;脾虚不能统摄,精微不能运化;肾虚不能藏精,精微从小便而泄,封藏、固涩失调,造成蛋白丢失、血尿难愈。正虚难复,则易感外邪,外邪侵袭,则正气更伤,而且常挟湿邪,以致病情缠绵,更加难愈。三是临床常见很多长期应用激素治疗的患者,有潮热、盗汗、五心烦热、失眠多梦等阴虚内热的表现。因为激素为阳热之品,易劫阴耗气,易酿生湿热,疾病缠绵,不能不加以重视。

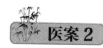

医案 2

患者：郭某某，男，56岁，2020年10月8日就诊。

现病史：患者肾病综合征病史20年，反复发作，环磷酰胺已常规用足量。3日前感冒遂来诊，刻下见低热，体温37.4℃，体态偏略胖（激素面容），泼尼松隔日1片，尿常规（−），尿酸500μmol/L，血压正常。舌质红，苔白腻，脉沉细。

中医诊断：虚劳。

辨证：脾肾亏虚兼湿热证。

西医诊断：肾病综合征。

治则：补益脾肾，清热利湿。

方药：参芪地黄汤加减。生黄芪45g，党参15g，白术15g，土茯苓30g，白花蛇舌草15g，熟地黄30g，牡丹皮10g，云苓10g，泽泻10g，半边莲15g，升麻10g，车前子15g，冬葵子15g，王不留行15g，白芥子15g，半枝莲15g，蒲公英15g。14剂，每日1剂，水煎服。

二诊：2020年10月22日。发热3天而愈，无其他不适，查尿酸488μmol/L，尿蛋白（−）。处方：上方去半枝莲、半边莲，14剂，每日1剂，水煎服。

按语：本患者长期服用激素，平素身体弱，亦感冒，今略感风邪即病，遂求中医治疗，其症仅低热，无咳嗽、咳痰，无恶寒，邪已化热兼夹湿邪，故方中用黄芪、党参、熟地黄固本，半枝莲、半边莲、白花蛇舌草等清热，余药祛湿，因势利导，而见良效。

医案3

患者：赵某某，男，24岁，2021年8月2日就诊。

主诉：患者周身水肿3个月余，胸闷憋喘5天。

现病史：患者于2021年4月25日无明显诱因出现眼睑水肿，未进行诊治，5月1日外感后眼睑水肿加重，随之出现周身水肿，于5月15日至市人民医院住院，24小时尿蛋白定量2.45g，行肾穿刺病理示：肾小球微小病变，遂予激素等治疗，后常规激素口服。7月20日逐渐出现周身水肿，5天前出现胸闷憋喘，遂来诊。现主症：胸闷憋喘，动则加重，伴心悸不适，腹胀纳差，小便多沫，但量明显减少，大便日1行。舌质淡红，苔薄黄，脉弦滑数。

辅助检查：血常规：白细胞8.48×10^9/L，红细胞5.78×10^{12}/L，血红蛋白182g/L，血小板338×10^9/L；24小时尿蛋白定量8.4g；肾功能：白蛋白19g/L，尿素6.28mmol/L，肌酐107.9μmol/L，尿酸620μmol/L，总胆固醇13.3mmol/L。

中医诊断与辨证：水肿（阴水）。

西医诊断：肾病综合征。

治则：祛湿利尿。

方药：四苓汤加味。猪苓 10g，茯苓 20g，泽泻 15g，车前子 30g，白术 15g，竹叶 10g，冬瓜皮 30g，葶苈子 30g，大腹皮 30g。5 剂，每日 1 剂，水煎服。

二诊：2021 年 8 月 7 日。患者胸闷憋喘减轻，小便量增多，舌质淡红，苔薄黄，脉弦滑数。检查 24 小时尿蛋白定量 2.1g；肾功能示白蛋白 28.9g/L，尿素 4.7mmol/L，肌酐 64.5μmol/L，尿酸 466.2μmol/L，总胆固醇 4.2mmol/L。方用四苓汤加味。处方：猪苓 10g，茯苓 20g，泽泻 15g，车前子 30g，白术 15g，竹叶 10g，冬瓜皮 30g，葶苈子 30g，大腹皮 30g，牛膝 12g，当归 15g，金樱子 15g，沙苑子 12g，覆盆子 12g。5 剂，每日 1 剂，水煎服。

按语：患者为肾病综合征，服用大量激素，水肿为阴水，有热化之势，故用四苓汤加味以祛湿利尿，去其痰饮，竹叶监制其热化之势。二诊时其水已去大半，故加金樱子、沙苑子、覆盆子补肾固精，减少蛋白尿。

医案 4

患者：黄某某，男，8 岁，2020 年 12 月 14 日就诊。

主诉：患者眼睑水肿反复发作 5 年，复发 3 天。

现病史：患者于 5 年前无明显诱因出现双眼睑水肿，遂至医院就诊，诊断为"肾病综合征"，予激素治疗，口服泼尼松 10 片，后尿蛋白转阴，激素渐减量。患儿眼睑水肿间断出现，尿蛋白间断阳性，常于停用激素后尿蛋白呈阳性，多次住院治疗。2 个月前激素再次逐渐减量而停用，3 天前眼睑水肿复发，小便再次多沫。现症见：患儿眼睑轻度水肿，小便多沫，尿量可，无咳嗽咳痰，纳眠可，大便日 2 次，质软成形。舌质淡，苔薄黄，脉细数。

既往史：患儿 2015 年曾行扁桃体摘除术。

辅助检查：24 小时尿蛋白定量 7.2g。

中医诊断：水肿。

辨证：肝肾阴虚证。

西医诊断：肾病综合征。

治则：补肝肾之阴。

方药：六味地黄汤加减。生地黄 10g，牡丹皮 8g，山药 15g，山茱萸 8g，泽泻 8g，茯苓 10g，丹参 10g，金樱子 10g，玉米须 10g，沙苑子 10g，鸡内金 12g，枳壳 10g。7 剂，每日 1 剂，水煎服。

二诊：2020 年 12 月 21 日。患者小便沫减少，眼睑已无水肿。检查 24 小时尿蛋白定量 1.11g。方用六味地黄汤加减。处方：生地黄 10g，牡丹皮 8g，山药 15g，山茱

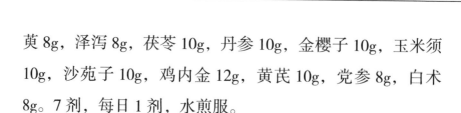

萸 8g，泽泻 8g，茯苓 10g，丹参 10g，金樱子 10g，玉米须 10g，沙苑子 10g，鸡内金 12g，黄芪 10g，党参 8g，白术 8g。7 剂，每日 1 剂，水煎服。

按语：儿童肾病综合征用激素治疗有效，遵循"首始量足、减量慢、维持治疗时间长"的原则。

但激素减量、停用后常常复发，应用中医中药治疗，不但可以发挥协同作用，减少激素因减量、停用后的复发概率，而且能大大减轻激素的不良反应。水肿、尿少可用车前草、金钱草、扁蓄、玉米须，有血瘀症状者加用川芎、当归、益母草、丹参、泽兰，对脾气不足肾虚不固者，给予健脾固肾如茯苓、白术、黄芪、党参、补骨脂、山药、仙灵脾、菟丝子、枸杞子；激素诱导过程中如有面红、舌质红、脉弦，可给予滋阴降火药如元参、知母、生地、黄檗、龙胆草、牡丹皮、泽泻、生甘草，激素减量过程中如出现气虚肾虚则加益气补肾药如甘草、菟丝子、黄芪、五味子，阳虚加补骨脂、仙灵脾，阴虚加女贞子、旱莲草；用免疫抑制剂过程中血白细胞计数下降可给益气补血药如当归、鸡血藤、黄精、益母草、仙鹤草等。

膜性肾病

膜性肾病是慢性肾小球肾炎中治疗较为困难的类型，大多隐匿起病，最早症状通常是逐渐加重的下肢水肿，大部分患者有大量蛋白尿呈肾病综合征的表现。中医自古以来并无膜性肾病之病名，但根据其症候表现，类似于中医的"水肿""癃闭""虚劳""关格"等病证，临床可用中医理论辨证施治。中医认为，此类疾病主要由于正虚所致，其病机的正虚因素主要是肺脾肾三脏虚损，由于"肾主水"，为"水之下源"，更兼其为"元阳"所在，故肾气虚是诸脏亏虚的根本原因。

医案 1

患者：王某，男，52 岁，2020 年 12 月 3 日就诊。

现病史：汗多乏力，有怕冷感，纳食偏少，睡眠差，小便多沫，但身无水肿。舌质红，苔黄腻，脉沉弦。

辅助检查：曾行肾穿：膜性肾病Ⅱ期；尿蛋白（++），24 小时尿蛋白定量 3.2g。

中医诊断：虚劳。

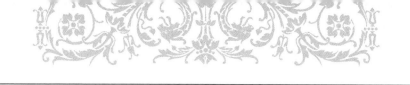

辨证：脾肾亏虚证。

西医诊断：膜性肾病。

治则：健脾补肾。

方药：参芪地黄汤与桂枝甘草龙骨牡蛎汤加减。生黄芪45g，党参15g，白术15g，牡丹皮10g，熟地黄30g，云苓10g，泽泻10g，山茱萸15g，山药15g，丹参30g，生地黄30g，当归20g，升麻3g，桂枝10g，白芍15g，甘草10g，生姜10g，龙骨15g，牡蛎15g。14剂，每日1剂，水煎服。

二诊：2020年12月24日。患者病情好转，出汗减少，乏力减，半夜偶有心悸。舌质红，苔薄白，脉沉。检查24小时尿蛋白定量2.4g。上方改黄芪60g，14剂，每日1剂，水煎服。

按语：膜性肾病与抗磷脂酶 A_2 受体抗体密切相关，具体发病机制尚未明确，能够与细胞相应抗原结合形成免疫复合物，在此基础上经旁路途径激活补体，形成C5b9膜对复合物产生攻击作用，导致肾小球滤过屏障受损，引起蛋白尿。本患者脾肾亏虚，卫阳亦虚，予参芪地黄汤与桂枝甘草龙骨牡蛎汤合用，故疗效显著。

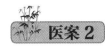

医案 2

患者：李某某，男，48岁，2020年7月13日就诊。

现病史：患者蛋白尿病史1年。刻下见：面色萎黄，腰痛，无明显乏力，双下肢略水肿，伴沉重感。舌质红，苔薄白，脉沉。

辅助检查：肾穿病理：膜性肾病；24小时尿蛋白定量1.6g；肾功能正常。

中医诊断：水肿。

辨证：脾肾亏虚证。

西医诊断：膜性肾病。

治则：健脾益肾。

方药：萆薢分清饮加减。萆薢12g，石菖蒲12g，乌药10g，当归15g，生黄芪20g，金樱子6g，石韦30g，莲子10g，生龙骨15g，生牡蛎15g，牛膝30g，薏苡仁30g，赤芍15g，云苓20g，益智仁15g，丹参30g。28剂，每日1剂，水煎服。

二诊：2020年8月13日。患者病情改善，乏力减，仍面色萎黄，腰痛。舌质红，苔白，脉沉。检查24小时尿蛋白定量0.68g。上方改生黄芪为45g，加山药30g，川芎10g。28剂，每日1剂，水煎服。

三诊：2020 年 9 月 14 日。患者近日感冒，怕风，无发热，咳嗽，痰不多，咽痛。舌质红略暗，苔薄白，脉弦。处方：荆芥 10g，防风 10g，半枝莲 30g，赤芍 15g，丹参 15g，水花仙子 10g，焦三仙各 10g，芦根 30g，白茅根 15g，生地榆 10g，生大黄 5g，桔梗 10g，益母草 30g。14 剂，每日 1 剂，水煎服。

四诊：2020 年 9 月 28 日。患者病情好转，鼻略不通，略咳嗽，略咽痛。舌质红，苔黄，脉弦。检查 24 小时尿蛋白定量 0.17g。上方加辛夷 10g，21 剂，每日 1 剂，水煎服。

按语：很多慢性肾病患者容易感冒，感冒后肾病亦常常加重，临床治疗常常棘手。但这正是中医治疗拿手的地方，此类患者往往素体肾虚，外感风邪，化毒伤肾，治疗多采用疏风清热之法，多有良效。对病程久病情较重者，需要保护肾脏功能，延缓病情发展。

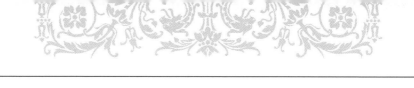 **医案 3**

患者：张某某，男，50 岁，2020 年 12 月 3 日就诊。

现病史：患者膜性肾病 2 年，开始 24 小时尿蛋白定量 3g 以上，后服用激素治疗，初始给予泼尼松 4 片 / 天，每半月减 1/4 片，减激素前 24 小时尿蛋白定量 170mg，减至 1 片时复发。刻下见：略有乏力，偶有水肿，纳可，眠可，血压稳定（现服用缬沙坦）。舌质红，苔黄，脉沉弦。

辅助检查：24小时尿蛋白定量2.7g。

中医诊断：水肿。

辨证：脾肾虚挟湿证。

西医诊断：膜性肾病。

治则：补脾肾祛湿浊。

方药：黄芪30g，丹参30g，赤芍15g，当归15g，荆芥10g，防风10g，生地榆15g，生大黄6g，芦根15g，白茅根30g，水红花子10g，焦三仙各10g，石韦30g，升麻15g。14剂，每日1剂，水煎服。

二诊：2020年12月17日。患者病情好转，24小时尿蛋白定量1g，略乏力，无水肿。舌淡红，苔黄减，脉弦。上方改生黄芪为45g，加土茯苓30g，颗粒剂冲服，14剂，每日1剂。

按语：患者膜性肾病两年，长期服用激素，激素减量至1片时，病情反复，这在临床上非常常见。方中黄芪固护正气，增强机体抗病能力；荆芥、防风与芦根、白茅根、石韦、丹参、赤芍、水红花子相配，能增强清热解毒药对肾络热毒的透泄作用；土茯苓能利湿去热，能入络，搜剔湿热之蕴毒，亦为金维良主任医师常用治疗慢性肾病的中药。

IgA 肾病

IgA 肾病是一种特殊类型的肾小球肾炎，中医对 IgA 肾病无专门的论述，但根据其临床表现，认为与"尿血""尿浊""腰痛""虚劳""肾风""水肿""关格"等病证具有相关性。如《素问·气厥论》有"胞移热于膀胱，则癃溺血"的记载，《素问·痿论》有"悲哀太甚则胞络绝，胞络绝则阳气内动，发为心下崩，数溲血也。"中医学认为，本病是因先天不足或烦劳过度而致脏腑虚损，气血阴阳亏耗而引起的本虚标实、虚实夹杂的疾病。其本虚以阴虚和气阴两虚为主，本质是脏腑虚损，尤其是肾精肾阴不足，而过度劳累又可耗气伤津，使病情加重。标实以外感、湿热、瘀血为主，病位涉及肺、肾、脾、肝，肾是本病中心所在。

 医案

患者：邓某某，女，27 岁，2020 年 10 月 22 日就诊。

现病史：患者肾病综合征病史 1 年半，肾穿示局灶硬化 IgA 肾病，一直服用激素、他克莫司治疗。现主症：满月脸，面色潮红，双下肢水肿，口苦无味，略乏力，怕冷。舌质红，苔黄减，脉沉细。

辅助检查：2020 年 10 月 13 日查 24 小时尿蛋白定量 9.14g。

中医诊断：肾风。

辨证：脾肾虚挟风湿证。

西医诊断：IgA 肾病。

治则：祛风除湿。

方药：荆芥 10g，防风 10g，生地榆 10g，半夏 15g，黄芩 10g，陈皮 15g，云苓 10g，水红花子 10g，焦三仙各 10g，赤芍 15g，丹参 30g，生大黄 10g，白茅根 45g，芦根 25g。14 剂，每日 1 剂，水煎服。

二诊：2020 年 11 月 5 日。病情好转，双下肢水肿减，面色红，无乏力。舌质红，苔黄，脉沉。检查 24 小时尿蛋白定量 7.312g。上方改白茅根为 60g、水红花子为 20g、云苓为 20g，加当归 15g、泽泻 14g、白术 10g、川芎 15g。14 剂，每日 1 剂，水煎服。

三诊：2020 年 11 月 19 日。病情同前，24 小时尿蛋白定量 7.941g，双下肢水肿减，血压尚稳定。舌质红，苔白，脉沉。处方：荆芥 10g，生地榆 10g，生大黄 10g，白茅根 45g，芦根 15g，水红花子 20g，防风 15g，生黄芪 45g，焦三仙各 10g，赤芍 15g，丹参 30g，益母草 30g，生地黄

60g，川芎 15g，当归 15g。14 剂，每日 1 剂，水煎服。

按语：中医认为水肿是体内水液潴留，泛滥肌肤，表现以头面、眼睑、四肢、腹背，甚至全身水肿为特征的一类病证，中医将其分为阳水及阴水。阳水多因感受风邪、水湿、疮毒、湿热诸邪，导致肺失宣降通调，脾失健运而成。起病较急，病程较短，每成于数日之间。其肿多先起于头面，由上至下，延及全身，或上半身肿甚，肿处皮肤绷急光亮，按之凹陷即起，常兼见烦热口渴，小便赤涩，大便秘结等表、实、热证。阴水多因饮食劳倦、久病体虚等引起脾肾亏虚、气化不利所致。起病缓慢，多逐渐发生，或由阳水转化而来，病程较长。其肿多先起于下肢，由下而上，渐及全身，或腰以下肿甚，肿处皮肤松弛，按之凹陷不易恢复，甚则按之如泥，不烦渴，常兼见小便少但不赤涩，大便溏薄，神疲气怯等里、虚、寒证。本例患者属阳水之风水相搏证，治以疏风清热、宣肺行水，方选荆防败毒散和五苓散加减，疏风解表，兼有健脾益肾，利尿消肿之功效。

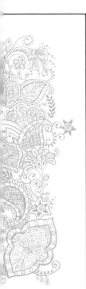

明理辨证

——金维良医案选

慢性肾衰竭

慢性肾衰竭简称慢性肾衰，是发生在各种慢性肾脏病基础上缓慢出现的慢性肾功能减退直至衰竭的一种临床综合征。慢性肾衰依据其临床表现特征，应属于中医学"关格""癃闭""肾劳""水肿""溺毒""哕逆"等病证的范畴。本病病位在肾，与肾、肝、脾、胃等脏腑有关。久病不愈，引起脾肾衰败，气化失常，而致水浊停留，浊毒壅塞三焦，终致心窍蒙蔽，肝风引动，并发各种险症，危及生命。治疗上是补泻两难，应本着"治主当缓，治客当急"的治疗原则。

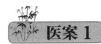

医案 1

患者：陶某某，男，50 岁，2019 年 1 月 7 日就诊。

现病史：患者慢性肾衰竭 1 年，服中药治疗后指标略好转，去年 12 月份查尿常规：蛋白（+++）；血尿酸 665μmol/L，尿素氮 15.79mmol/L，肌酐 124μmol/L。刻下见：略神疲乏力，面色萎黄，小便多沫，纳食一般。舌质淡红，苔白，脉沉。

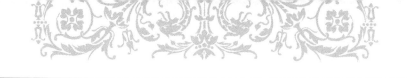

中医诊断：慢性肾衰。

辨证：脾肾气虚证。

治则：补肾健脾益气。

方药：黄芪30g，党参15g，当归15g，熟地黄15g，厚朴10g，枳壳10g，白术10g，大黄10g，干姜10g，茵陈15g，荷叶15g。21剂，每日1剂，水煎服。

二诊：2020年1月28日。患者病情好转，无明显不适，血压稳定，大便1日2次。舌质红苔白，体胖大，脉沉。检查24小时尿蛋白定量0.853g。上方改黄芪为45g，白术为20g，21剂，每日1剂，水煎服。后病情稳定，守方治疗3个月。

三诊：2020年5月6日。病情稳定，面色红润，血压稳定，无劳累，纳可，无腹胀，大便1日2次。舌质淡红，苔白，脉沉。处方：生黄芪50g，党参15g，白术30g，当归15g，枳壳10g，金樱子6g，白芍15g，川芎15g，云苓10g，厚朴10g，大黄12g，干姜10g，肉桂6g，茵陈15g，荷叶15g，甘草10g，菟丝子20g。再服用3周。

四诊：2020年7月15日。病情稳定，查血尿素氮11.82mmol/L，肌酐130.19μmol/L，尿酸580.35μmol/L，无乏力，纳可，大便1次2次。舌质淡红，苔白，脉沉。血压140/80mmHg。处方：白术30g，菟丝子15g，当归15g，黄芪 50g，党参 15g，大黄 12g，厚朴 12g，枳壳 10g，茵陈 15g，荷叶 15g，甘草 10g。再服用 3 周。

五诊：2020 年 9 月 26 日。病情稳定，精神好，纳可，无腹胀，大便 1 日 2～3 次，质稀。舌质淡红，苔白，脉弦。处方：白术 30g，菟丝子 15g，当归 15g，黄芪 50g，党参 15g，大黄 12g，干姜 6g，厚朴 10g，枳壳 10g，山药 15g，甘草 10g。21 剂，每日 1 剂，水煎服。

六诊：2020 年 11 月 6 日。病情稳定，无明显不适。舌质淡红，体略胖，苔白，脉弦。检查 24 小时尿蛋白定量 0.917g；肾功能尿素氮 10.6mmol/L，肌酐 139.3μmol/L，尿酸 540μmol/L。上方加云苓 15g。21 剂，每日 1 剂，水煎服。

按语：慢性肾衰竭是各种急慢性肾脏疾病进一步发展导致肾功能的进行性损害，尤其以慢性肾小球肾炎为主，主要表现为体内代谢产物、毒素的积聚和内环境的紊乱。初起常常有蛋白尿，日久不愈，逐渐出现肾功能恶化而无明显征象。中医治疗以补肝肾、益脾胃、补气血，祛湿化浊为法。并需患者配合控制饮食和运动锻炼，方是治疗慢性肾病行之有效的方法。

医案 2

患者：武某，男，52 岁，2020 年 3 月 30 日就诊。

现病史：患者慢性肾衰竭病史 1 年余，高血压病史 10 年余，无水肿，无恶心呕吐，大便一日 3 次，遇冷即泻。舌质淡，苔黄，脉沉滑。

辅助检查：肌酐 151μmol/L，尿素 8.9mmol/L。

中医诊断：慢性肾衰。

辨证：脾肾虚挟湿证。

治则：补肾健脾化湿祛浊。

方药：六君子汤加减。党参 15g，白术 10g，云苓 10g，干姜 10g，茵陈 10g，蒲黄 10g，白芍 15g，大黄 7g，半夏 10g，陈皮 15g，生姜 10g，五灵脂 10g，枳壳 10g。21 剂，每日 1 剂，水煎服。

二诊：2020 年 4 月 20 日。病情稳定，面色红润，无明显不适，大便一日 1 次，不稀。舌红，苔白，脉沉。血压 135/90mmHg。检查 24 小时尿蛋白定量 1.60g。方用六君子汤加减。处方：干姜 10g，大黄 10g，党参 15g，白术 10g，云苓 10g，半夏 15g，陈皮 15g，厚朴 10g，生黄芪 30g，当归 15g，芡实 6g。21 剂，每日 1 剂，水煎服。

三诊：2020 年 5 月 11 日。病情稳定，面色红润，大便一日 2 次，不稀。舌质红，脉沉细。方用六君子汤加减。处方：党参 15g，黄芪 45g，川芎 15g，当归 15g，生地黄 30g，牡丹皮 10g，云苓 10g，泽泻 10g，山茱萸 15g，山药 15g，大黄 15g，干姜 10g，蒲黄 10g，五灵脂 10g，升麻 15g。21 剂，每日 1 剂，水煎服。

四诊：2020 年 6 月 22 日。病情稳定，大便一日 2 次。舌质红，苔薄黄，脉沉弦。检查 24 小时尿蛋白 1.07g。方用六君子汤加减。处方：大黄 20g，黄芪 60g，丹参 30g，干姜 10g，白花蛇舌草 30g，党参 15g，生地黄 30g，牡丹皮 10g，云苓 10g，泽泻 10g，山药 15g，熟地黄 30g，牛膝 15g，苍术 10g，黄檗 10g，薏苡仁 30g。21 剂，每日 1 剂，水煎服。

五诊：2020 年 8 月 3 日。病情稳定，无明显不适。舌质红，苔薄黄，脉弦。检查 24 小时尿蛋白定量 1.12g。上方加升麻 30g，茵陈 15g，荷叶 15g，蒲黄 10g，五灵脂 10g，改黄芪为 75g，21 剂，每日 1 剂，水煎服。

六诊：2020 年 8 月 24 日。病情稳定，无明显不适，纳可，眠可，无感冒，面色红润。舌质红，苔薄黄，脉弦。处方：升麻 30g，茵陈 15g，荷叶 15g，五灵脂 10g，蒲黄 10g，丹参 30g，大黄 15g，黄芪 60g，牡丹皮 10g，白花蛇舌草 30g，云苓 10g，泽泻 10g，山茱萸 15g，山药 30g，熟地黄 30g，干姜 10g，赤芍 15g，川芎 10g。14 剂，每日 1 剂，水煎服。

按语：慢性肾衰竭（简称慢性肾衰）是多种慢性疾病

引起肾脏严重损害的结果，呈慢性发展过程。尿毒症是进行性慢性肾衰竭的终末阶段。主要症状特点有多尿至尿少，终至无尿，贫血，出血，衄血，恶心，呕吐，厌食，口有尿臭味，乏力，嗜睡、淡漠，烦躁，惊厥，昏迷，高血压，左心室肥大，心包炎，皮肤干燥脱屑，感觉奇痒，呼吸深长，极易继发感染等。本病病位在肾，与肾、肝、脾、胃等脏腑有关。慢性肾衰久病不愈，引起脾肾衰败，气化失常，而致水浊停留，浊毒壅塞三焦，终致心窍蒙蔽，肝风引动，并发各种险症，危及生命。本例患者患病日久，疾病初期表现为脾肾气虚兼有阳虚，临床表现为怕冷，腹泻，得温缓解，故给予六君子汤，用人参、茯苓、白术、甘草、生姜、干姜益气补中，健脾益肾，蒲黄甘缓不峻，性平，生用化瘀止血之效，五灵脂长于活血化瘀，善于通利血脉，牡丹皮、川芎亦可活血化瘀，皆可以改善肾循环。待患者正气恢复，择机给以大黄之剂，以通腹泄浊，茵陈清热利湿，促进体内毒素排出。诸药合用以达健脾益肾、活血化瘀、通腹降浊之功效。

医案3

患者：吴某某，男，46岁，2020年12月3日就诊。

现病史：患者确诊慢性肾衰竭2年，面色萎黄，口有

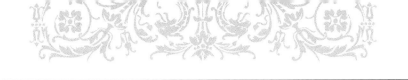

异味，纳可，无腹胀，夜流口水，神疲乏力。舌质淡红，苔黄白，脉弦。

辅助检查：血红蛋白 91g/L，血肌酐 612μmol/L。

中医诊断：慢性肾衰。

辨证：湿瘀阻滞证。

治则：化浊除湿祛瘀。

方药：活血通络方。荆芥炭 10g，苏叶 10g，生地榆 10g，茜草 10g，丹参 15g，白鲜皮 10g，紫河车 10g，大黄 10g，黄连 10g，荷叶 30g，茵陈 30g，干姜 5g，水蛭 6g。14 剂，每日 1 剂，水煎服。

二诊：2020 年 12 月 21 日。病情同前，无明显症状，面色萎黄，口有氨味，纳可。舌质淡红，苔黄减，脉弦滑。检查：尿常规：尿潜血（+），尿蛋白（+++）；肾功能：肌酐 676μmol/L，尿素氮 33.6mmol/L；泌尿系彩超：①符合慢性肾病超声表现；②双肾囊肿多发；③双肾血流灌注差。方用温胆汤加减。处方：半夏 15g，陈皮 20g，云苓 10g，枳实 15g，党参 24g，黄芪 30g，白术 20g，竹茹 15g，黄芩 10g，甘草 10g，干姜 10g，当归 15g，大黄 15g，水蛭 10g，附子 3g，茵陈 30g，五灵脂 10g，蒲黄 15g。21 剂，每日 1 剂，水煎服。

按语：患者面色萎黄，口有异味，夜流口水，脉弦，考虑内有郁热入于血分，给以凉血活血通络之方。方中荆芥炭、苏叶既能疏调气机，又能凉血，生地榆、茜草、丹参凉血，白鲜皮清热燥湿、泻火解毒，黄连、大黄、荷叶清热凉血、通腹降浊，配以紫河车以补肾益精、益气养血、滋阴补肾，可以增强人体的免疫力和抵抗力。患者复诊症状同前，同时出现口中臭秽不堪，考虑湿毒蕴藉，中药调整为温胆汤加减，方中半夏辛温，燥湿化痰，和胃止呕；竹茹，取其甘而微寒，清热化痰，半夏与竹茹相伍，一温一凉，化痰和胃；陈皮辛苦温，理气行滞，燥湿化痰；枳实辛苦微寒，降气导滞，消痰除痞。同时方中配以五灵脂、蒲黄、水蛭以活血化瘀，改善肾循环，大黄、茵陈、黄芩以清热利湿降浊。诸药合用以达清热化痰、活血化瘀、通腹降浊之功效。后随访患者，血肌酐稳定在 $400\mu mol/L$ 左右，一般情况良好。

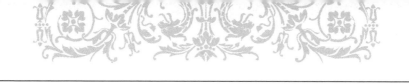

医案 4

患者：吴某某，男，46 岁，2020 年 7 月 26 日就诊。

主诉：患者发现血肌酐升高 2 个月。

现病史：患者于 2 个月前无明显诱因左足背近内踝处红肿疼痛，随之周身乏力、纳差，自服药物无缓解，且周身水肿，遂至我院检查，血肌酐 $338\mu mol/L$、尿素

19.8mmol/L，尿酸 507.88μmol/L，血压 200/130mmHg，住院治疗后症状改善。今为求中医药治疗来诊。现症见：患者一般情况尚可，小便多沫，无周身水肿，舌红苔白略黄，脉弦。

既往及生育、家族史：既往体健，无烟酒等不良生活嗜好，育1子，父母及妻子均体健。

辅助检查：血常规：白细胞计数 3.38×10^9/L，红细胞计数 2.42×10^{12}/L，血红蛋白 82g/L，血小板计数 95×10^9/L；肾功能：尿素 31.2mmol/L，肌酐 547μmol/L，尿酸 510μmol/L。

中医诊断：慢性肾衰。

辨证：脾肾气虚兼夹湿浊证。

西医诊断：慢性肾衰竭，高血压病，高尿酸血症。

治则：健脾补肾祛浊。

方药：薏苡仁 45g，白豆蔻 10g，法半夏 15g，藿香 15g，附子 5g，荷叶 30g，茯苓 15g，厚朴 15g，陈皮 20g，枳实 15g，茵陈 30g，砂仁 10g，苍术 20g，党参 24g，白术 30g，竹茹 15g，蒲黄 20g，水蛭 10g，黄芩 10g，干姜 10g，甘草 10g，当归 15g，五灵脂 15g，大黄 15g，佩兰 20g，黄芪 45g。28剂，每日1剂，水煎服。

二诊：2020年8月23日。患者一般情况可，无明显水肿，纳眠可。舌红苔白略黄，脉弦。辅助检查：血常规：

白细胞计数 3.86×10^9/L，红细胞计数 2.56×10^{12}/L，血红蛋白 82g/L，血小板计数 87×10^9/L；肾功能：尿素 33.1mmol/L，肌酐 586μmol/L，尿酸 529μmol/L。处方：薏苡仁 45g，白豆蔻 10g，法半夏 15g，藿香 15g，附子 5g，荷叶 30g，茯苓 15g，厚朴 15g，陈皮 20g，枳实 15g，茵陈 30g，砂仁 10g，苍术 20g，党参 24g，白术 30g，竹茹 15g，蒲黄 20g，水蛭 10g，黄芩 10g，干姜 10g，甘草 10g，当归 15g，五灵脂 15g，大黄 15g，佩兰 20g，白芷 15g，大腹皮 15g，黄芪 45g。28 剂，每日 1 剂，水煎服。

三诊：2020 年 9 月 20 日。患者一般情况可，无明显水肿，纳眠可。舌红苔白略黄，脉弦。辅助检查：血常规：白细胞计数 3.5×10^9/L，红细胞计数 2.25×10^{12}/L，血红蛋白 80g/L，血小板计数 73×10^9/L；肾功能：尿素 13.8mmol/L，肌酐 380μmol/L，尿酸 340μmol/L。处方：薏苡仁 45g，白豆蔻 10g，法半夏 15g，藿香 15g，附子 5g，荷叶 30g，茯苓 15g，厚朴 15g，陈皮 20g，枳实 15g，茵陈 30g，砂仁 10g，苍术 20g，党参 24g，白术 30g，竹茹 15g，蒲黄 20g，水蛭 10g，黄芩 10g，干姜 10g，甘草 10g，当归 15g，五灵脂 15g，大黄 15g，佩兰 20g，白芷 15g，大腹皮 15g，生姜 20g，苏梗 15g，黄芪 45g。28 剂，每日 1 剂，水煎服。

按语：患者一直以中药调理 1 年多，中间略有加减，1 年多来，其病情平稳，纳食可，无水肿，小便量可，肾功能指标稳定。对于慢性肾衰竭及顽固性水肿患者，金维良主任医师认为其多为血瘀之证，临床喜用水蛭、五灵脂等活血之品，收效显著。

医案 5

患者：闫某某，男，50 岁，2020 年 12 月 3 日就诊。

主诉：患者发现蛋白尿 10 年、血肌酐升高 6 年，倦怠乏力 1 周。

现病史：患者于 10 年前查体时发现尿蛋白阳性，周身无水肿，未曾系统治疗。6 年前发现血肌酐略升高，亦未系统诊治。此后多次复查血肌酐波动在 140～160μmol/L，24 小时尿蛋白定量波动在 2.5～4.0g，10 个月前因血肌酐高至 180μmol/L 遂住院治疗，并行肾穿刺活检病理考虑高血压肾损害，遂予控制血压、保肾治疗。1 周前患者工作劳累，周身乏力，神疲倦怠，睡眠欠佳，入睡困难，多梦易醒，小便浑浊多沫，周身无水肿，纳食尚可，但食后腹胀不适。舌质红偏暗，苔白，脉沉细。

既往史：高血压病史 30 余年，脑梗死病史 4 年，发现高尿酸血症 10 个月。

辅助检查：24 小时尿蛋白定量 1.5g；肾功能：尿素 13mmol/L，肌酐 149μmol/L，尿酸 517.8μmol/L。

中医诊断：慢性肾衰。

辨证：脾肾气虚兼湿瘀证。

西医诊断：慢性肾衰竭，高血压病，高尿酸血症。

治则：健脾补肾祛浊。

方药：参芪地黄汤合活血逐瘀加减。黄芪 120g，党参 15g，生地黄 60g，牡丹皮 15g，丹参 45g，白花蛇舌草 45g，茯苓 15g，升麻 30g，土茯苓 75g，川芎 15g，山茱萸 15g，当归 10g，水蛭 25g，大黄 15g，荷叶 15g，蒲黄 20g，王不留行 15g，五灵脂 20g，干姜 5g，黄芩 10g，赤芍 30g，地榆 10g，白茅根 30g，合欢皮 30g，首乌藤 30g。28 剂，每日 1 剂，水煎服。

二诊：2020 年 12 月 31 日。患者小便沫略减少，乏力、倦怠明显改善，纳食可，无腹胀。舌质红偏暗，苔白，脉沉。辅助检查：24 小时尿蛋白定量 0.34g；肾功能：尿素 10.3mmol/L，肌酐 125μmol/L，尿酸 456.1μmol/L。处方：黄芪 120g，党参 15g，生地黄 60g，牡丹皮 15g，丹参 45g，白花蛇舌草 45g，茯苓 15g，升麻 30g，土茯苓 75g，川芎 15g，山茱萸 15g，当归 10g，水蛭 25g，大黄 15g，荷叶 15g，蒲黄 20g，王不留行 15g，五灵脂 20g，干姜 5g，黄芩 10g，赤芍 30g，地榆 10g，白茅根 30g，合欢皮 30g，首乌藤 30g，白芍 15g，山药 15g。28 剂，每日 1 剂，水煎服。

按语：患者以中药调理为主，中间略有加减，其 24 小时尿蛋白定量波动在 0.3 ~ 1.5g，血肌酐在 100 ~ 125μmol/L。患者为高血压肾病，故在健脾补肾的基础上，以活血化瘀为主，祛湿为辅，以参芪地黄汤健脾补肾，当归、川芎、水蛭、五灵脂、丹参等药活血逐瘀，荷叶、土茯苓等清热祛湿，取效尚满意。

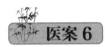 医案6

患者：王某某，女，56 岁，2021 年 4 月 21 日就诊。

主诉：发现高血压 7 年、血肌酐升高 5 年。

现病史：患者于 7 年前查体发现血压升高，峰值 190/120mmHg，口服硝苯地平缓释片，血压控制不理想，5 年前因血压控制欠佳在市人民医院住院，检查发现血肌酐升高，尿常规示尿蛋白阳性。因血压仍不能控制遂至山东大学齐鲁医院住院，考虑垂体瘤、高血压、慢性肾衰竭、糖尿病，遂至北京协和医院行垂体瘤微创手术，术后血糖恢复正常，常规口服硝苯地平控释片 30mg，每日 1 次，血压控制在 150/100mmHg 左右，24 小时尿蛋白定量在 0.5 ~ 2g，逐渐上升，血肌酐亦有渐高趋势。现患者精神萎靡，乏力倦怠，纳差无食欲，食后脘腹胀满，偶感胃灼热，无恶心呕吐，双下肢水肿，小便有沫，大便2日1行，质干。舌红苔白，脉沉细。血压130/90mmHg。

辅助检查：血常规：白细胞计数 5.19×10^9/L，红细胞计数 3.79×10^{12}/L，血红蛋白95g/L，血小板计数 198×10^9/L；24小时尿蛋白定量3.3g；肾功能：尿素21.7mmol/L，肌酐255.4μmol/L，尿酸470.4μmol/L。

中医诊断：慢性肾衰。

辨证：脾虚湿阻证。

西医诊断：慢性肾衰竭，高血压病，垂体瘤术后。

治则：健脾祛湿。

方药：党参10g，茯苓15g，甘草6g，清半夏10g，金樱子15g，陈皮10g，木香10g，砂仁8g，竹茹12g，玉米须30g，钩藤30g，白术15g。28剂，每日1剂，水煎服。

同时予中药灌肠方：大黄10g，牡蛎30g，附子10g，蒲公英30g，丹参30。28剂，每日1次。

按语：慢性肾衰竭患者常有便秘难解的情况，金维良主任医师主张患者大便保持在2～3次/日，质软略稀为佳，因此对于大便干结的慢性肾衰竭患者提出中药灌肠的方法，制定了以上灌肠中药方，临床应用取得了满意效果。

食蟹中毒

食蟹中毒为食物中毒之一。食物中毒因所进食食物不同而临床表现各异，临床以毒蕈、扁豆等中毒为多见，因发病急，有风邪善行数变的特点，故常以甘草、紫苏为解毒之品，或加以辨证论治处方用药。

 医案

患者：焦某，男，41岁，1988年10月6日就诊。

现病史：患者国庆节因恣啖海蟹，次日腹痛泄利，遍身瘙痒，头面水肿，曾用西药（具体药物不详），病无好转，家人扶持于下午来我院，要求中药治疗。患者身灼热（38.9℃），恶寒无汗，头痛骨楚，耳目口鼻肿胀甚，唇部有溃烂，胸背及四肢遍布丘疹斑块，色深红而紫，或融合成片，里急腹痛，肛热泻泄，便下黄黑黏腻，口渴心烦，胸满泛恶，不眠易惊，尿赤。舌体肿大难伸，舌边尖有溃烂，苔黄，口臭重，脉弦数。

中医诊断：食蟹中毒。

辨证：湿热邪毒，壅滞肠胃证。

治则：解表通里，清热解毒。

方药：嘱即服中药 1 剂，方用防风通圣散加减。防风 12g，紫苏 30g，荆芥 10g，大黄 20g（后入），芒硝 10g，麻黄 6g，生石膏 60g，滑石 30g，栀子 20g，黄芩 15g，连翘 10g，当归 10g，川芎 10g，甘草 3g，薄荷 6g（后入），水煎服。

二诊：自述服药后夜间汗出津津，泻下黄色溏便 3 次，头痛寒热罢，腹痛止，夜寐颇安。今晨起全身轻快，体温正常，头面肿消近半，斑块颜色变浅，脉转滑数，惟唇舌溃烂如故。病势已挫，继用甘露消毒丹调治 5 天而愈。

按语：食蟹中毒是进食蟹类后引起的一种过敏反应，临床表现繁杂不一。用中医审证求因之法分析，此例显系湿热邪毒壅滞肠胃，秽毒交蒸所致。因其来势颇凶，就诊时已出现郁而化火、气血两燔的三焦壅盛证候。基于此，急进防风通圣散，重用栀子、黄芩、石膏清热泻火、凉血解毒。患者虽有便溏不结，仍用芒硝、大黄急下，以通腑泻里，釜底抽薪，折其风火上腾之势。吴又可的"注意逐邪，勿拘结粪""但得秽恶一去，邪毒从此而消，脉证从此而退"等论述即为此意。加用紫苏助荆芥、防风透表散邪，滑石配麻黄利水消肿，使邪从小便而去，此为旁开支河之意。诸药合用，上下分消，病势顿挫。

附录

复方丹参注射液治疗肾性水肿 29 例

金维良　司海运

自 1987 年 2 月至 1988 年 11 月我们应用复方丹参注射液治疗肾性水肿取得了满意的效果，现将资料比较完整的 29 例总结分析如下。

1. 临床资料

29 例均为住院患者，男 16 例，女 13 例，年龄最大 72 岁，最小 13 岁，平均 39 岁；住院时间最长 87 天，最短 23 天，平均 58 天。急性肾炎 12 例，慢性肾炎普通型 9 例，慢性肾炎肾病型 8 例；化验检查：尿蛋白 10 例（2+），12 例（3+），7 例（4+），尿素氮 > 1249mmol/d 者 20 例，水肿明显者 24 例。

2．治疗方法

10％葡萄糖液500ml加入复方丹参注射液12～20ml静脉滴注，每日1次，2周为1个疗程，无出血倾向者一般治疗2～3个疗程。治疗期间除感染者加用抗生素外，均不用其他有关治疗肾炎的药物及利尿剂。

3．疗效标准

显效：水肿消退，蛋白尿在（＋）以内，尿素氮＜607mmol/d；有效：水肿明显好转，蛋白尿比治疗前减少（＋）以上，尿素氮＜857mmol/d；无效：水肿无消退，蛋白尿无变化，尿素氮＞892mmol/d。

4．效果

显效18例，占62.1％；有效8例，占27.6％；无效3例，占10.3％。总有效率为89.7％。其中以急性肾炎疗效最好，12例全部有效，显效率为91.7％。慢性肾炎普通型次之，慢性肾炎肾病型最差。在治疗过程中，除2例偶有散发性皮下瘀斑，其余经2～3疗程治疗均未见出血倾向，消化道症状有明显改善，无不良反应。

5．讨论

医学对于水肿的治疗历来着眼于三焦气化，即肺、脾、肾三脏对体内代谢的调节。至于瘀血停积而致水肿每多被忽视。内经治疗水肿以"开鬼门洁净府""去苑陈莝"为要则。"去苑陈莝"即清除体内的水液废料。通常理解为逐水之法，其实它不仅局限于"开鬼门洁净府"。而"莝"字包含有瘀血的概念。因此，"去苑陈莝"实际上包括活血化瘀法。血不行则水不行，陈腐之物无从排泄。《灵枢·小针解》曰："菀陈则除之者，去血脉也"。可见古人已开创了活血化瘀治疗水肿的先例。现代医学认为肾炎与免疫平衡失调有关。毒性代谢物潴留体内及酸中毒、高血压均可导致血管内皮细胞损伤，肾内广泛纤维蛋白原沉积和微血栓形成，使微循环障碍，肾血流量下降、肾小球滤过率降低，水钠潴留造成尿少水肿。活血化瘀药物能改善微循环，促进纤维蛋白原的溶解，消除和防止毛细血管内微血栓的形成，从而增加肾血流量和肾滤过的作用。

复方丹参注射液由丹参和降香组成。丹参性苦寒，有活血化瘀、凉血消痈、通行血脉之功效。降香性辛温，有消瘀定痛之功。两者是活血化瘀的代表药物，特别是丹参，其调节免疫、抑制凝血、激活纤溶、改善微循环的作用更为显著。复方丹参注射液治疗肾性水肿，可通过肌肉和静脉直接作用于血液循环，直达病所，起到活血化瘀，改善肾脏血液循环、消除水肿之目的。临床使用方便，无明显不良反应，疗效满意，确可作为治疗肾炎的一项措施。本文仅为临床的初步探索，而且比较侧重于水肿的观察，有

附录

一定的片面性和局限性，有待进一步研究和提高。

（原发表于《山东中医杂志》1989 年第 6 期）

应用中成药治疗中风的体会

金维良　张　林

在中风病症的恢复期和后遗症治疗中，中成药具有药效持久、疗效显著、使用携带方便等优点，多为临床医师和患者所选用。

1. 须讲辨证用药

治疗中风的中成药目前种类很多，但有时效好，有时却又不理想。究其原因，主要是临床医师在中成药的应用上缺乏辨证施治的思想。特别在中风的恢复期及后遗症阶段，有着病程长、症状改善较为缓慢等特点，如果轻视于急性期治疗，在临证中不从深入细致的辨证辨病上下功夫，不考虑中成药的组成，光看药名，随手开药或频繁换药，不但会使原有症状改善不明显，甚至产生不良反应。如清眩治瘫丸和消栓口服液，都有治疗中风半身不遂、口眼歪斜、言语謇涩等症之功，但清眩治瘫丸以天麻、沉香、牛

明理辨证

——金维良医案选

黄、珍珠、安息香为主要成分，效能活血降压，化痰息风，用于肝阳上亢、痰火内陷之中风患者，以阳亢、风、痰、火为其辨证要点。而消栓口服液是补阳还五汤变化而来的一种液体制剂，以补气活血药为主要成分，辨证要点乃是气虚、血瘀，对阳亢、风痰上扰、痰浊蒙敝者禁用，对高血压者无效。中风回春丹和消栓再造丸也都具有活血化瘀、祛风通络之效，但从药物组成看，中风回春丹偏于祛风化痰通络，消栓再造丸着重养血活血化瘀。如果同用于风痰蒙窍、肝阳上亢致半身不遂、头目眩晕、口眼歪斜等中风病症，虽可略有功效，但治疗起来就不如清眩治瘫丸效好。又如偏瘫复原丸和回天再造丸，热性药较多，偏于散寒化痰、祛风通络。而人参再造丸和醒脑再造丸寒凉药居多，偏于清热化痰、祛风通络等。

临床应用中成药治疗中风，同应用汤剂一样，对于其组成、功用、适应证必须掌握。有些成药，药名虽然大致相同，但其成分、功效、主治则有很大差异。不用辨证的观点指导用药，相互错用，势必不能取得应有疗效。

2. 扩大配伍范畴

应用中成药治疗中风，还要广开思路，在应用同类药物的同时，深入研究他类中成药的组成、意义，扩大配伍使用范围以提高疗效。如当归养血丸，成分为当归、川芎、红花、肉桂、赤芍、小茴香、木香、泽兰、益母草等，说明书中是治疗妇人血寒经闭的中成药。我们在使用时就可不必拘泥于说明书的范围。如配以消栓再造丸或中风回春丹，不但能增强其祛瘀功效，还可温热助阳，通利血脉，对气虚血瘀兼寒凝并重的半身不遂、肢体久废、四肢不温、舌淡、脉细涩之中风后遗症者更为有益。

人参再造丸和大活络丹也是治疗中风的著名成药，但价格较贵而且又常缺货，这时可选药肆不紧俏的小活络丹配上牛黄清心丸、虎骨木瓜丸同服，对血压的稳定，肢体的复常颇有显效。我国著名的中医专家关幼波教授用乌鸡白凤丸治疗肝功能受损者，便是挖掘和扩大了成药应用的范例。因此，应用成药时，要在研究他的药物组成的前提下，不限于说明书所列的治疗范围，而是在具体应用中有所突破和发展，这也正体现了中医辨证施治的特点。

（原发表于《山东中医杂志》1990 年第 4 期）

明理辨证

——金维良医案选

二仙加皮酒治疗肾阳虚型男子性功能下降 32 例

金维良　张　林

近年来，笔者应用二仙加皮酒治疗肾阳虚型男子性功能下降 32 例，获得满意效果，现报道如下：

1. 临床资料

本组病例 32 例，中医辨证均属肾阳虚型。症见：面色㿠白，头晕目眩，形寒身冷，性欲明显减退，阳具不起或阴茎举而不坚，伴早泄、遗精、精液量减少，舌苔薄白，脉细沉弱。经泌尿外科检查，除 2 例患者有中度精索静脉曲张外，其他患者均无器质性异常。

32 例中，20 ~ 35 岁 8 例，36 ~ 45 岁 18 例，46 ~ 60 岁 6 例；病程最短者为数周，最长者为 12 年，其中 1 年以内者 7 例，1 ~ 5 年者 19 例，5 年以上者 6 例。

2. 二仙加皮酒的制作方法

组成：仙灵脾 120g，仙茅 90g，刺五加皮 90g。上药粗碎后与糯米酒（或低度白酒）1000ml，共浸泡密封贮瓶内

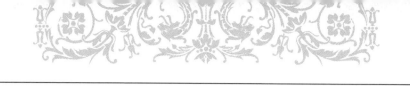

7 天，每日摇晃 1 ~ 2 次，前 2 天瓶温控制在 50℃以上。7天后放低温处备用。

3. 服用方法

每次口服 20 ~ 25ml，每日早晚各 1 次。20 天为 1 个疗程，间隔 3 ~ 5 天后可进行第 2 个疗程治疗。服药期间多食鸽羊肉、甲鱼、海虾之类产品，并配合一定的心理治疗。病症痊愈或恢复后，应即时停药，并掌握性交频率适度。一般均进行 2 个疗程的治疗。

4. 治疗结果

本组病例经 2 个疗程治疗后，显效 21 例（症状消失，性功能恢复至发病前或同龄人相似），改善 7 例（阴茎勃起好转，能进行正常的性生活，次数较发病前增多，但仍不及同龄人），无效 4 例（症状改善不明显，或无明显改善）。

5. 讨论

男子性功能下降属中医学"阳痿""阴冷"范畴，以命门火衰、肾阳不足型为多见，《景岳全书·阳痿》篇也有"火衰者十居七八，火盛者仅有之耳"之说。对此型患者，首当以温补命门、重壮肾阳为其治疗大法。二仙加皮酒出自明代《万病回春》，有补肝益肾、壮阳强身之功效。方中仙灵脾补精气，益肾阳；仙茅为温补三焦命门之要药，惟阳弱精寒者宜之；刺五加皮强肾益精，壮腰和血。药理研究：仙灵脾、仙茅有促进精液分泌，可以通过前列腺等提高雄性激素，兴奋性中枢；刺五加对神经等系统有更好的人参样作用，对精细胞及蛋白质、核酸生物合成过程有很大影响，增强人体的性功能。

古人治阳痿，多以酒为引，《本草纲目》曾记载，酒"少饮和血行气，助肾兴阳"。小剂量、低醇度的米酒或白酒温润平和，活血温阳，又能宣散药力，可引导诸药迅速奏效。而且药物在酒中浸泡过程中，通过乙醇的作用还能使其有效成分充分的浸渍出来，加以利用，这也是其他制剂所不能比拟的。实践证明，二仙加皮酒具有制作简单，使用方便，药效显著等特点，是临床用治肾阳虚型男子性功能下降的有效方。

（原发表于《中医药研究》1993 年第 2 期）

尿毒症应慎用大黄

金维良

目前在尿毒症的治疗中，大黄的使用较为普遍。笔者认为，尿毒症者盲目使用大黄实为不妥。

《本草纲目》列大黄为毒草类之首，先贤誉之为"将军"。其性味苦寒，泻下攻积、清热解毒、荡涤肠胃积滞之作用峻厉迅猛，一般适用于体壮邪盛、里实热结之实证者。

尿毒症系肾衰竭的后期表现，常由于氮质代谢产物潴留，水盐代谢及酸碱平衡紊乱，临床出现面色黯滞无光，口气秽浊，头晕乏力，水肿纳呆，泛恶呕吐，溲溺闭阻等症状。中医称之为"关格""水肿"，此乃"浊邪壅塞于三焦，正气不得升降所致"，是正气亏损、邪毒内盛、肾功能受损严重的阶段。临证又以脾肾阳虚、秽浊内蕴为多见。此期治疗，一般主张投温阳祛浊之品，取温脾汤之意，选大黄通腑泄浊、祛除秽浊之气，兼用参附温阳扶正，又可抑制大黄之苦寒，协调气机升降。此配伍似属无误。

又从现代医学论，应用导泻之剂以加强体内非蛋白氮从肠道的排泄，也是治疗肾衰竭的主要手段之一。现代药理研究证实：大黄所含的番泻甙能刺激大肠，提高远段肠和中段肠的张力，使其运动加强，抑制大肠内水分的吸收，排空增强，产生泻下作用。临床应用大黄导泻，也即这个道理，以此可以从肠道增强部分尿素氮及肌酐的排泄。

临床上我们也常常可以看到，初用大黄者，随大便溏泻，患者神清气爽，诸症缓和，非蛋白氮下降一些，特别是尿素氮指标下降显著。但是，随着时间之延长，大黄应用频繁、量重，大便转变为里急后重，拉稀屙冻，状如泄泻、痢疾，下利无休止，从而出现了脾胃虚弱、脏气紊乱、正气日趋衰败之证候，并且血非蛋白氮反而上升，比原来水平还高。虽然用以附子、肉桂、人参、白术等温阳益气之品相助，但终因大黄生性猛烈，荡伐太过而功亏一篑。

十分清楚，大黄确能导滞泄浊，问题是口服后其性峻猛，诛伐太甚，体虚难支。在尿毒症阶段，切不能忽视正气衰竭这个辨证要点。虽佐以参附，但参附耗阴助邪，阴血已趋衰竭，虚虚实实，非徒无益，并且有害。况且温补类附桂，药物本身含氮量虽然不多，但它有抑制机体排泄氮质的作用，长期用之，适得其反。所以为什么有些患者初用大黄，从症状到非蛋白氮指标虽有改善，但用久正气越乏，症状却日见加重，而且非蛋白氮指标逐步恢复到原有水平，甚至更甚，也即这个原因。

尿毒症的治疗原则是补虚泄浊、标本兼顾，不应舍本逐末、专攻其标，图一时之快，重用、滥用大黄。应缓图为上，禁忌攻伐，重在去除诱因，适当协调阴阳，以平为期，不可太过。

（原发表于《浙江中医杂志》1996年第2期）

激素冲击综合疗法治疗复发性肾病综合征

金维良　谷越涛

本组 36 例患者均符合 1985 年第二届全国肾脏病学术会议制定的肾病综合征诊断标准。年龄 9 ～ 38 岁。其中复发 1 次者 15 例，2 次者 14 例，3 次以上者 7 例。Ⅰ型肾病综合征 9 例，Ⅱ型肾病综合征 27 例。患者均常规应用皮质激素，复发诱因为感染、劳累、自停药物等。均有程度不等的水肿、腰痛、库欣综合征，血生化检查异常，尿蛋白定性（－）。

治疗方法：地塞米松每日 0.5 ～ 1mg/kg 静脉滴注，4 次为 1 个疗程；尿蛋白消失或明显减少后改强的松每日 1 ～ 1.5mg/kg 清晨顿服。无效者可间隔 1 ～ 2 周重复第 2 个疗程，间隔期用泼尼松常规量维持。一般在激素冲击第 4 天并用环磷酰胺 10mg/kg 加生理盐水 200ml 静脉滴注，每 2 周 1 次，总量 6 ～ 8g（儿童 3 ～ 5g）；复方丹参注射液 10 ～ 20ml 加 5%葡萄糖液 300ml 静脉滴注，每日 1 次，10

次为1个疗程，间隔1周重复使用。停用后改用丹参滴丸续服至激素撤完；左旋咪唑25～50mg每日晨起顿服，疗程3个月。另外，配合抗感染、利尿、降压等治疗。

结果：本组治疗4周后完全缓解20例，尿蛋白转阴时间6～28天，血生化正常；8周后完全缓解6例，部分缓解（尿蛋白减轻，血浆白蛋白改善）6例，无效（血生化、尿蛋白均无改善）4例。1年后随访30例，3例复发1次，2例复发2次，又经上述治疗后缓解。

讨论：肾病综合征因长期服用激素易产生耐药性或对激素不敏感，复发后常规治疗往往不显效，考虑可能与免疫复合物在体内不断形成及在肾小球基底膜沉积持续存在有关。应用大剂量皮质激素冲击能有效地清除新的免疫复合物，减少抗体形成，并促进业已形成的免疫复合物裂解，同时作用于免疫性反应的各个阶段，阻击或减轻炎症的发生，减轻肾小球损害，改善肾功能，在一定程度内有效地缩短了激素应用时间。环磷酰胺隔周冲击也能减轻不良反应，增加疗效。左旋咪唑可作用于淋巴细胞，使免疫球蛋白生成增加，并拮抗抑制细胞的活性，调节和增强免疫功能。肾病患者血液多数处在高凝状态，长期使用皮质激素可使高凝状态更趋严重。中药丹参注射液可活血化瘀、抗凝、抗炎，改善肾脏微循环，并能调节代谢免疫，清除氧自由基，对沉积的抗原抗体复合物有促进吸收的作用，缓解激素治疗的高凝状态，有利于肾组织的修复。

（原发表于《山东医药》1997 年第 4 期）

前列腺增生证治 6 法

金维良

前列腺增生是老年男性常见病、多发病，因小便滴沥不畅或涓滴不通而归属中医"癃闭"范畴。本病虚实夹杂，缠绵难愈。结合临床，笔者浅述 6 法，以供参阅。

1. 提壶揭盖，下调水道

盖水液的代谢，小便的通畅，有赖于三焦之气化。肺乃上焦，为水之上源，邪客于肺，则肺气不利，肃降失职，津液输布失常，上源之水不能下达膀胱。上盖郁闷，下路闭阻，小便岂能通焉？此为标实之证，多见于前列腺增生伴外感时邪、邪气束肺、小便不通而病情加重者。治当清解肺邪，开宣上焦之气，提壶揭盖，水道自通也。肺热者方选泻白散、清肺饮，肺寒者可选越婢加术汤、三拗汤。常用药物：桑白皮、黄芩、山栀、竹茹、前胡、桔梗、杏仁、炙麻黄、桂枝、金银花、连翘、荆芥、车前子、射干等。催嚏法：用白纸做一细捻，轻轻插入鼻孔少许，微捻觉痒，即作喷嚏，以利排尿。单验方：车前草 250～500g，煎汤1碗内服。敷脐方：活田螺 2 只，葱白头 2 个，捣烂如泥浆，敷脐；或山栀子、大蒜、食盐同捣，开水调敷脐部。

2. 清热导湿，通利小便

小便的通利，赖于膀胱之气化，若过食肥甘辛热之品，湿热内酿，下注膀胱；或下阴不洁，秽浊之邪客于膀胱；或心火不解，移热膀胱。以致膀胱湿热，气机阻滞，小便不通，发为癃闭。本症多见于前列腺增生伴有尿路感染，应重用清热利湿解毒药，若伴急性感染者，配合抗生素应用效更佳。中医辨证治疗当化解膀胱湿热，开通腑气，清热导湿，通利小便。方选公英葫芦茶、八正散。常用药物：葫芦茶、冬葵子、车前子、瞿麦、石韦、蒲公英、木通、萹蓄、栀子、滑石、竹叶、王不留行等。单验方：生大黄、荆芥穗各半，晒干研末，每服 12g，每日 2 次。外用药：芒硝 3g，研末贴水分穴 3～5 小时。

3. 育阴降火，滋肾行水

年老之人，肾精素亏；或病后体弱，肾阴亏耗；或房事不节，恣情纵欲，伐戕肾精；或下焦湿热日久，津液暗耗，精血同亏。诸因而致肾阴愈发不足，虚火内生，肾气不利，开阖不适，水液不得排泄，发为本病。治当滋肾育阴，填精泻火，平衡阴阳。肾脏气化正常，则关门开阖有度。古有"无阴则阳无以化"之理，即为此意。方可选知柏地黄汤或二海地黄汤。常用药物：生地黄、熟地黄、知母、黄檗、山茱萸、云茯苓、牛膝、牡丹皮、枸杞、泽泻、昆布、荔枝草等。单验方：枸杞子适量代茶饮。针刺：关元、气海、三阴交、阴陵泉。外用药：鲜藕茎 1～1.5kg，四季葱白 2～3 个，炒热后加麝香少许，毛巾包裹，趁热敷小腹至排尿为止。

4. 疏肝解郁，理气运水

肝经绕阴器而抵少腹，七情内伤，疏泄不及，肝气郁结，气道阻塞，三焦气化不利，水道通调受阻，乃是肝经有病而致癃闭的原因。张景岳曰："气实而闭者，不过肝强气道，移碍膀胱。"多见于情志抑郁，或易恼怒，因精神因素每每使病情加重。其治法"或破其气，或通其滞"，疏肝解郁，理气运水，气道开则水道行，小便自利也。方选柴胡疏肝散、沉香散。常用药物：柴胡、川芎、青皮、陈皮、枳壳、当归、白芍、沉香、石韦、王不留行、三棱、莪术等。暗示法：可用间歇水声来诱导患者排尿。按压法：用拇指按压利尿穴（神阙穴与曲骨穴正中间），逐渐加大压力，至一定程度，则小便通畅。

5. 温阳益气，升清降浊

该病肾虚为本，年老之人，肾元亏虚，阳气衰微，气血运行不畅；命门火衰，温煦脾土无力，脾虚而中气下陷，水液运行难以维持；清气不升，浊阴怎降？且肺气亦虚，上窍闭郁而下窍不利，小便不通也。治当温阳益气，升清降浊。阳气充则气血畅，肾得其化，小便自利也。方可选补中益气汤、老人癃闭汤。常用药物：炙黄芪、生白术、党参、山药、云茯苓、柴胡、升麻、白果、莲子、附片、桂枝、鹿角片、炙甘草等。外治法：炒盐（研）10g，麝香 0.3g，填脐中，外盖青盐，艾火灸之，觉腹内有暖气生效。针灸：艾灸命门、关元穴，雀啄法，每日 2 次，每次 5 ~ 10 分钟。

6. 活血化瘀，软坚散结

前列腺增生之成因，以痰瘀论之近年多为重视。年老之人，体弱少动，血脉运行不畅，瘀血内停；或饮食不节，嗜食肥甘，痰浊内生；或病程日久，失治误治，久病成瘀。瘀血、顽痰、败精交阻膀胱，气化不利，水道不通。本症临床较为多见，应贵在守方，坚持用药每多生效。治当活血化瘀，软坚散结，通利水道。方选抵当丸、少腹逐瘀汤。常用药：制大黄、当归、桃仁、红花、炙穿山甲、牛膝、通草、丹参、贝母、牡蛎、泽兰、夏枯草等。单验方：琥珀末、血竭末、沉香末各 1.5g，每日 2 次，蜜调服；蜣螂粉 3g，

每日 1 次，温开水送服。外用药：虎耳草注射液，经会阴后尿道两侧注入前列腺体内，每侧各注入 2ml，每周 1 次。

（原发表于《安徽中医临床杂志》2002 年第 4 期）

中西医结合治疗紫癜性肾病综合征

金维良

自 1997 年 3 月至 2001 年 12 月，笔者采用中西医结合方法治疗紫癜性肾病综合征 30 例，取得较满意的疗效，现总结如下。

1. 临床资料

30 例均为住院患者，男 14 例，女 16 例，年龄 7 ~ 46 岁，平均 21 岁，病程 20 天至 6 个月，伴高血压 6 例，肾功能不全 12 例。其中复发性紫癜性肾病综合征 4 例。诊断依据《肾脏病学》诊断标准。患者有特殊皮损、腹痛、肠出血、关节炎等特点及肾病综合征表现。尿蛋白 > 3.5g/24h，血浆白蛋白 < 30g/L，血浆胆固醇 > 6.5mmol/L，明显浮肿。

2. 治疗方法

（1）西药治疗

①一般治疗：包括卧床休息、保暖、避免接触过敏源，

根据病情应用抗生素、抗组胺药物、止血药、降压药。

②甲基泼尼松龙冲击疗法：成人 1g，或 10 ～ 15mg/kg（儿童 0.4 ～ 0.8g）加入 5％葡萄糖液 200ml 中静脉滴注（于1 小时内滴完），每天 1 次，连续 3 次为 1 个疗程，间歇5 ～ 7 天可重复一个疗程。间歇期及冲击治疗后，口服泼尼松 1 ～ 1.5mg/（kg·d），连用 8 周（或尿蛋白转阴 2 周后），常规减量。

③环磷酰胺：0.8 ～ 1g（儿童 0.4 ～ 0.6g）加入 5％葡萄糖液 200ml 中静脉滴注（于 2 小时内滴完），每 2 周 1 次，总量 8 ～ 10g。

（2）中药治疗

①清开灵 40ml 加入 5％葡萄糖 200ml 中静脉滴注，连用 10 ～ 14 天为 1 个疗程，间歇 3 ～ 5 天后，重复 2 ～ 3个疗程。

②复方丹参注射液 20ml 加入 5％葡萄糖液 200ml 中静脉滴注，连用 10 ～ 14 天为 1 个疗程，间歇 3 ～ 5 天，重复 2 ～ 3 个疗程。

③知柏地黄汤加减：知母、黄柏、生地黄、牡丹皮、云苓、泽泻、山药、山茱萸各 10g，白花蛇舌草 30g，赤芍、水蛭各 10g，蒲公英、赤小豆各 30g，每日 1 剂，水煎服。瘀血重加桃仁、红花、川芎、全蝎、三七粉，热毒炽盛加水牛

角、半枝莲、栀子、虎杖，阴虚盗汗加鳖甲、龟板、地骨皮，湿重加薏苡仁、苍术，水肿甚加大腹皮、猪苓，气虚加太子参、黄芪，尿血加大小蓟、茜草、仙鹤草。

3. 治疗结果

（1）疗效标准

治愈：临床症状消失，尿蛋白和镜下血尿转阴，尿蛋白定量＜0.2g/24h（每周1次，连续3次正常），血白蛋白＞30g/L；显效：临床症状明显减轻，尿蛋白定性＜（＋），或尿蛋白定量＜1g/24h，镜检尿红细胞＜（＋），血白蛋白明显上升；好转：临床症状减轻，尿蛋白、血尿减少，血白蛋白有上升；无效：尿蛋白、血尿、血生化检查及临床症状均无改变。

（2）结果

治疗120天，治愈16例，显效8例，有效4例，无效2例。

4. 讨论

紫癜性肾病综合征乃过敏性紫癜肾损害较重者，属于中医学"肌衄""水肿""尿血"等范畴。本病病因病机复杂，临床表现多样。紫癜急性期以"风""热""毒"邪内扰血络，热毒壅结，瘀血内阻之实证居多。诸多学者认为，瘀血阻络是该病的病理基础。临床实践证明，中西医结合治疗本病效果明显优于单纯西医或中医治疗，可以相互弥补其不足，缩短疗程，增强疗效，减少不良反应。西药皮质激素为首选药物，但一般激素剂量多数无效。应用大剂量强效甲基泼尼松龙冲击，能有效地清除免疫复合物，减少抗体形成，并促进业已形成的免疫复合物裂解，同时作用于免疫反应的各个阶段，阻止或减轻炎症的发生，减轻肾小球损害，改善肾功能，在一定程度内有效地缩短了激素应用时间。环磷酰胺隔周冲击也能减轻不良反应，增加和巩固疗效。但长期、大量地应用皮质激素可抑阴助阳，临床多表现面赤、汗多、痤疮、口咽干燥、头晕耳鸣、脉数等阴虚火旺证，并使血液处在"高凝"状态，更加重了本病血液瘀滞。阴虚火旺、瘀血、内蕴湿毒三者互为因果，环环相扣，恶性循环。根据阴阳转化规律，遵循中医辨证施治原则，本刻下的治疗大法应为滋阴降火、解毒利湿、活血化瘀。故用清开灵清热解毒、利湿祛浊，加大清解蕴结之热毒之力。丹参注射液活血化瘀、抗凝、抗炎，实验证明，具有改善肾脏微循环，调节代谢免疫、清除氧自由基，对沉积的抗原抗体复合物有促进吸收的作用，缓解激素治疗的高凝状态，利于肾组织的修复。以知柏地黄汤为基本方加减，滋补肾阴，降解虚火，渗湿潜阳，化瘀通络。方中知母、黄柏降肾火，生地补肝肾、益精血，山茱萸补肾涩精，云苓健脾渗湿，山药健脾补肾，牡丹皮凉血，泽泻清泻，白花蛇舌草、水蛭、赤芍活血化瘀，蒲公英、赤小豆解毒利湿，并随症加减，以期达到清解余热邪毒，育阴泻火，化瘀通络，起平衡阴阳之效。笔者体会，活血化瘀药与激素同时应用，随即给药疗效更好。并随激素的撤减，渐加温阳补肾药，可减轻对外源性激素的依赖，减少复发，巩固疗效。

（原发表于《浙江中西医结合杂志》2002 年第 10 期）

加味导赤散治疗尿道综合征 40 例

金维良

金维良

自 1998 年 6 月至 2002 年 3 月，笔者应用加味导赤散加减治疗尿道综合征 40 例，取得了较满意的效果，现报道如下。

1. 临床资料

本组 40 例均为门诊患者，全部为女性，年龄 16～70 岁，病史 20 天至 5 年。诊断标准依据钱桐荪主编《肾脏病学》中的有关标准（江苏科技出版社 1993 年第 1 版第 13 页）制定：①患者有明显的排尿困难、尿频、尿急、尿痛，但无发热、白细胞增高等全身症状；②多次尿细菌培养菌落数 $< 10^5$/ml；③尿中红、白细胞增加不明显，< 10 个 /HP；④患者多伴有心情烦躁、口渴欲饮、神疲腰痛等症状，舌质红，苔薄黄，脉细数。

2. 治疗方法

加味导赤散方药组成：竹叶 10g，生地黄 10g，木通 6g，生甘草梢 10g，白茅根 30g，莲子心 10g，车前子 10g，瞿麦 10g。加减：气虚加太子参、白术，阴虚加麦冬、知母，烦热甚加黄连、栀子，气郁加木香、青皮，瘀血加益母草、泽兰，腰痛甚加川牛膝、桑寄生。每日 1 剂，水煎早晚分服。6 剂为 1 个疗程。间隔 1 日后可再服 1 ~ 2 个疗程。

3. 结果

（1）疗效标准

治愈：自觉症状完全消失，半年随访无复发；有效：服药症状缓解，停服后易复发；无效：尿路刺激症状无改善。

（2）治疗结果

治疗 2 个疗程，痊愈 24 例，有效 9 例；3 个疗程后，痊愈 31 例，有效 6 例，无效 3 例，总有效率 92.5%。

4. 讨论

尿道综合征又称尿频 - 排尿困难综合征，患者有尿路刺激症状，但尿培养无细菌生长，本病多发生于妇女，有人认为可能由尿道及其周围腺体炎症、结肠炎或阴道炎症刺激引起，或与肥皂淋浴、性交及情绪变化有关，本病常反复发作，抗生素治疗效果不佳。

本病归属于中医学"淋证"之范畴。众所周知，淋证病因虽然繁多，但病位在膀胱，基本病机是膀胱气化失调。该病临床常误诊为尿路感染而滥用抗生素治疗，或多处转诊医治。久治不愈，患者情绪因此多焦灼不安，心烦惊恐，情志失调，心火炽盛，久之耗气伤阴，脾肾亏虚。究其病因，乃属他脏传入，心移热于小肠，致分清泌浊功能紊乱而传入膀胱，膀胱湿热壅结，气化失常发为本病。《丹溪心法·淋》曰："大凡小肠有气则小便胀，小肠有热则小便痛。"在治疗上主张"疏利小便，清解郁热，其于调平心火，心清则小便利，心平则血不妄行"。导赤散出自《小儿药证直诀》，能清心火、利小便，乃治心经有热，移于小肠，致小便不利之代表方。本病治疗取其为主组成基本方。方中生地凉血滋阴以制心火；木通、白茅根、车前子上清心经之热，下则清利小肠，利水通淋，与生地合用利水而不伤阴；竹叶、莲子心清心除烦；瞿麦、甘草清热解毒、通淋止痛。诸药合用，清心与养阴两顾，利水并导热下行，共奏清心养阴、利水通淋之功。

（原发表于《中医药通报》2002 年第 6 期）

逍遥散加减治疗特发性水肿 38 例

金维良　陈和平

特发性水肿多见于成年妇女且原因不明，易反复发作，缠绵难愈。近年来我们应用逍遥散加减治疗该病患者 38 例，疗效满意。现报告如下。

临床资料：本组 38 例均为女性，年龄 21 ~ 57 岁。病程 1 个月至 4 年。均排除心、肝、肾等病源性水肿，符合特发性水肿诊断标准。水肿以双下肢为主，立卧位水试验阳性，情绪变化时水肿加重，常伴有疲倦、头晕、头痛、焦虑、失眠等症状。

治疗方法：口服逍遥散加减。方用柴胡 10g，当归 10g，白芍 10g，白术 10g，云苓 10g，甘草 5g，泽泻 15g，车前子 10g（包煎），益母草 10g，薄荷 5g（后入），生姜 3 片。疲倦乏力甚者加太子参，头昏、头痛加川芎、香附，烦躁易怒者加牡丹皮、栀子，失眠加莲子心、柏子仁。水煎服，每日 1 剂，早晚分服。6 剂为 1 个疗程，间隔 1 日可继续下 1 个疗程。

结果：两个疗程后本组治愈（水肿及临床症状完全消失，半年随访无复发）26例，有效（服药时水肿减轻，其他症状缓解停药后易复发）9例，无效（病情无改善）3例，总有效率92％。

讨论：本病多见于成年肥胖妇女，水肿主要表现为身体下垂部位，常与情感、精神变化有关，伴疲倦、头晕、头痛、焦虑、失眠等神经衰弱表现。现代医学认为这类水肿原因不明，可能与内分泌功能失调、直立体位的反应异常有关。本病临床易反复发作，常被误诊为尿路异常而服抗生素或利尿剂但终不得痊愈，故情绪更加郁闷、心烦懊恼、焦虑疲倦。临床表现为肝郁气滞、脾虚不运、阴血暗耗之象。本病肝脾失调为本，水湿停聚为标。故治疗应疏肝理气、健脾和血、利水消肿以达标本兼治。方中柴胡疏肝理气解郁，当归、白芍行气养血柔肝，白术、茯苓健脾祛湿，使运化有权、气血有源，益母草、车前子、泽泻养血健脾、利水消肿，薄荷、生姜、甘草疏散条达，调和诸药。诸药合用，使肝郁得解，脾气得运，诸症而愈。

（原发表于《山东医药》2003年第13期）

尿频琐谈

金维良

2015 年 8 月笔者有幸参加了在广西南宁召开的全国中西医结合男科学术大会，会议主要内容是学术交流及对男性常见疾病如男性性功能障碍、不育症、前列腺炎等疾病的诊断和治疗进行重新修订。可以说这是一次比较成功的会议，会议规范、学术气氛浓厚而且严肃认真，全国各地中西医结合男科学术人才汇集，对近年来男性疾病的诊治和未来中西医结合的方向做了充分的肯定和展望，对部分疾病的诊治做了重新修订，收获和成果是很大的。

在返回途中，恰遇参加此次会议的筹备组成员、某省中医院外科主任、博士生导师，他参与了此次会议部分疾病的修订工作。我们是邻座，很是幸会，相谈甚欢，不仅尽情畅谈了中西医结合男性疾病近年来取得的一些成果，而且也发表了对前列腺炎诊治的一些不同意见。在谈到慢性前列腺炎的主要分型时，笔者提出为什么没有把脾肾气虚型作为本病的主要分型，而是把它作为次要的复合证型，只是简要地概述了一下，是否妥当。此主任也有一些同感，解释说一是因为抽调的专家论证的时间仓促，二是全国各地的专家对某些证型的分类确也有不同的认识，言谈之中也表露了对中医的证型的分类标准确实难以精准把握，此乃学术的争议，大家发表自己的看法是有益于中医学术发展的。

2015 年全国中西医结合男科学术会议对慢性前列腺炎的证型主要分为 5 型：湿热下注型、气滞血瘀型、肝气郁结型、肾阳不足型、肾阴亏虚型。湿热下注型：主症尿频尿急，灼热涩痛；次症小便黄浊，尿后滴白，阴囊潮湿，心烦气急，口苦口干，舌苔黄腻，脉滑实或弦数。气滞血瘀型：主症会阴部或外生殖器区、或小腹、或耻骨区、或腰骶及肛周疼痛或坠胀，尿后滴沥；次症排尿刺痛，淋沥不畅，血精或血尿，舌质紫黯或有瘀点瘀斑、苔白或黄，脉弦或涩。肝气郁结型：主症会阴部或外生殖器区、或少腹、或耻骨区、或腰骶及肛周坠胀不适，似痛非痛，小便淋漓；次症胸闷心烦，排尿无力，余沥不尽，疑病恐病，舌淡红，脉弦细。肾阳不足型：尿后滴沥，劳后尿浊；次症畏寒肢冷，腰膝酸软，精神萎靡，阳痿早泄，性欲低下，舌淡胖、苔白，脉沉迟或无力。肾阴亏虚型：主症尿频尿急，尿黄尿热；次症五心烦热，失眠多梦，头晕眼花，遗精早泄，性欲亢进或阳强，舌红少苔，脉沉细或弦细。本病临床表现多样化，复合证型尚见肾虚湿热、脾肾两虚、中气亏虚、肝郁脾虚、肝郁化火、寒凝肝脉等证候。

应当说，以上对本病的分型还是比较全面和客观的，但把脾肾亏虚型列为复合证型并未多做论述。笔者拟结合临床，也谈谈自己的看法。

众所周知，慢性前列腺炎以青壮年居多，但以尿频、夜尿多为主要症状的慢性非细菌性前列腺炎多为中老年人，在临床中也较为常见。其主要表现为：年老体弱，精神倦怠，气短乏力，或久病不愈或术后，尿频，夜尿多，多不伴有排尿的刺热涩痛等尿路刺激症状，舌质偏淡、苔薄白，脉沉弱。且彩超等现代辅助检查亦支持慢性非细菌性前列腺炎诊断。究其病因乃脾肾亏虚，天癸渐竭或久病或术后，正气不足，肺脾气虚，肾失固摄，气化无权而致。治疗原则应健脾益气、补肾固摄为大法。

中医学没有前列腺炎之记载，但对尿频论述颇多。明《景岳全书·卷二十九杂证谟》将之归为遗溺门，原文记载如下："古方书论小便不禁者，有属热属虚之辨。不知不禁之谓，乃以小水太利者为言，皆属虚寒，何有热证。若因热而小水频数，其证则淋沥点滴，不能禁止，而小水必不利，且或多痛涩，方是热证。若然，则自有淋浊门正治之法。

盖此非遗失之谓也。倘以虚寒误认为热，而妄投泻火之药，无不殆矣"又记载治法如下："凡治小便不禁者，古方多用固涩，此固宜然；然固涩之剂，不过固其门户，此亦治标之意，而非塞源之道也。盖小水虽利于肾，而肾上连肺。若肺气无权，则肾水终不能摄，故治水者必须治气，治肾者必须治肺，宜以参、归、术、桂、附、干姜之属为之主，然后相机加以固涩之剂为之佐，庶得治本之道，而源流如度。否则，徒障狂澜，终无益也。余制有巩堤丸方，治无论心脾肺肾之属，皆宜以此为主治。"景岳先生的原文提示有以下两个要点：①尿频有热、虚之分；②热证有涩痛、淋漓不尽症状。在治疗上：①治水必须治气；②补益肺脾肾之气乃塞源之道（治本），固涩之剂为佐（治标）。巩堤丸方为主要方剂。巩堤丸方如下：熟地黄、菟丝子、炒白术、五味子、益智仁、补骨脂、制附子、云茯苓、炒韭子、山药。

笔者验之临床，颇多体会，中医应注重辨证施治，不能提"炎"而皆"火、湿、热"。治疗以尿频为主的慢性前列腺炎应用巩堤丸确可收到很好的效果，但应注意以下几点：①辨证要精准，肺脾肾虚是要点；②景岳先生提出的"涩痛"（热瘀）应慎用；③应借助现代医学检查排除尿路梗阻（肿瘤、结石、中重度前列腺肥大等）、急性细菌性尿路感染等；④在本方基础上加用适量黄芪、桑螵蛸疗效更好；⑤妇女产后尿频、尿道综合征证属肺脾肾亏虚者，用此方也可取得良好的效果。

我们山东中医药大学78级同学有一个微信群，网上同学嘘寒问暖，不仅了解彼此同学的一些生活近况，也聊一些中医药目前的发展状况及在工作中的体会。国外的一些同学对中医药的临床聊得较多，聊性也浓，特别是美国、加拿大、澳洲等国家的一些同学，他们在海外多从事纯正的中医临床。这些国家目前对中医药有浓厚的兴趣，并持肯定、赞赏的态度。有些证方的研究力度和深度着实让我们这些国内的中医感到惭愧，作为中医药的发源地，老祖宗的东西我们要怎样继承发展确实要想想了。有一个在县中医院干了十几年院长的同学曾告诉我，前几年他们医院有个别中医学院毕业的学生在外都不愿意说自己是中医专业毕业的。听后甚为气愤，这真是荒唐之至，你自己都不相信自己，不珍惜自己的中医专业，怎么谈得上继承和发展中医？

我们国家这些年来对中医药的发展是非常鼓励和支持的，特别是今年又出台了发展中医药战略规划纲要，扶持力度之大，前所未有，人民群众对中医药服务的需求越来越旺盛，这对我们这些中医临床工作者是莫大的鼓舞和振奋。中医中药是我之国粹，优秀的传统文化，我们中医药工作者更应坚定信心，潜下心来，持之以恒，踏踏实实的搞好理论与实践研究，搞出一些在临床上确实有疗效、能够惠及百姓、增进人民健康福祉的方法和成果。振兴中医、弘扬国粹，这才是国之兴也、民之幸也。

笔者为文信笔由缰，故名"琐谈"，若有不当之处，敬请批评指正。

（聊城市中医药学会肾病专业委员会学术会议讲稿）

 # 金维良主任医师治疗肾性水肿的临床经验

丁云东　金维良

水肿是体内水液潴留，泛滥肌肤，表现以局部甚至全身水肿为特征的一类病症。肾性水肿是原发性和继发性肾脏疾病引起的头面、眼睑、四肢、腹背，甚至全身水肿的病症。肾性水肿是临床常见病，病情多虚实夹杂，错综复杂，至今尚缺乏特效的治疗方法。水肿病在《内经》中称为"水"，《灵枢·水胀》篇曰："水始起也，目窠上微肿，如新卧起之状……足胫肿，腹乃大，其水已成矣。"指出水肿病的主要症状，并据此分为"风水""石水""涌水"。《素问·水热穴论》指出本病"其本在肾，其末在肺"，《素问·至真要大论》也指出："诸湿肿满，皆属于脾。"可见本病形成与肺、脾、肾三脏密切相关，在《内经》时代已有明确认识。到《金匮要略》则以"水气病"设立专篇并论及脉证治法，《金匮要略·水气病脉证并治》曰："风水……外证骨节疼痛，恶风；皮水……外证胕肿，按之没指，不恶风，其腹如鼓。"篇中水气病分为风水、皮水、正水、石水、黄汗五种类型，亦有五脏水及水分、气分、血分之分，此皆异流而同源。从其临床表现看，本病是体内水液潴留，泛滥肌肤，致头面、眼睑、四肢、腹背，甚至全身水肿为特征的一类病证。至元代《丹溪心法·水肿》将水肿分为阴水和阳水两大类，指出："若遍身肿，烦渴，小便赤涩，大便闭，此属阳水；若遍身肿，不烦渴，大便溏，小便少，不涩赤，此属阴水。"金维良主任医师为山东省名中医药专家，山东省五级师承指导老师，从事中医临床工作30余年，积累了丰富的临床经验，始终坚持中医诊治理念，而不忘吸取现代医学的优点，特别对中医肾病的诊治有独到的见解。笔者有幸拜师学习，现把老师对肾性水肿的诊治特色进行介绍，与同道探讨。

1. 辨清肾性水肿

水肿是肾病最常见的症状，很多患者发现肾病就是因为水肿的出现，但很多其他疾病亦可出现水肿表现。《素问·上古天真论》讲："肾者主水，受五脏六腑之精而藏之。"《素问·逆调论》说："肾者水脏，主津液。"《素问·水热穴论》亦说："肾者胃之关也，关门不利，故聚水而从其类也，上下溢于皮肤，故为浮肿，浮肿者，聚水而生病也。"直接指出了肾与水肿的关系，并且中医认为肾为先天之本，主骨生髓等，这与现代医学的认识，即肾是人体主要的排泄器官，也是一个重要的分泌器官基本一致。

当然，水肿可以是很多疾病的一种临床表现，其他脏腑损伤亦可造成水肿，而且发病机制不完全一样，金维良老师指出虽然古人不具备现代的医学知识，但一直在努力分清其不同原因所致的各种水肿，因此在从古到今的中医文献中，可以看到水肿包含很多的不同病名、称谓，比如《内经》有"风水""石水""涌水"，《伤寒论》则有"风水""皮水""正水""石水""黄汗"等，应该说现在我们对水肿的认识较前人更进步了，对肾性水肿的诊断更明确了。

金维良老师认为，作为一名现代中医，既要有深厚的中医功底，也要具备一定的西医知识，我们应该辨清肾性水肿，肾病多见水肿，但水肿未必都是肾病，只有诊断正确才能治疗正确。

2. 肾性水肿的中医病因病机及其特点

金维良老师常说，肾性水肿更多的是从现代医学的角度进行分类的，但是作为中医医生，中医的根本不能丢。中医是联系的、整体的科学，虽然说肾性水肿和肾有直接的关系，但与肺脾三焦亦有相关的联系。因为肺为水上之源，主通调水道，肺虚则宣降失常、水道不利；脾主运化水湿，脾虚不能制水则水湿壅盛；三焦"决渎之官，水道出焉"，主全身的水液代谢；而肾为先天之本，受五脏六腑之精而藏之，肾虚则精不能藏、水泛妄行。正如《景岳全书·肿胀》所言："凡水肿等证，乃肺脾肾三脏相干之病，盖水为至阴，故其本在肾；水化于气，故其标在肺；水惟畏土，故其制在脾。肺虚则气不化精而化为水，脾虚则土不制水而反克，肾虚则水无所主而妄行。"

风邪外袭，内舍于肺，肺气受伤，水道不利，而为水肿，现代医学亦认为感染是引起很多肾病的原因，而且很多肾病常因外感而反复。湿毒浸淫、水湿浸渍、湿热内蕴都以湿为基础，湿性黏滞，致病多反复发作，缠绵难愈，以致病程较长，发病日久，肺脾肾虚，湿邪停聚，阻塞气机，气血运行不畅，久而导致血瘀，"血不利则为水"，故瘀血内阻亦为导致肾性水肿顽固不愈的重要原因。

再看《素问·百病始生篇》"若内伤于忧怒，则气上逆，气上逆则六输不通，温气不行，凝血蕴裹而不散，津液涩滞著而不去，而积皆成矣"，《灵枢·天年》"五脏皆不坚，……又卑基墙薄，脉少血，其肉不石，数中风寒，血气虚，脉不通，真邪相攻，乱而相引"，由此可见，虚亦可致瘀，五脏虚损可以导致痰（湿）阻血瘀。

另外，肾为先天之本，受五脏六腑之精而藏之，肾虚则五脏六腑皆虚，从而脏腑功能低下，代谢紊乱，致湿致瘀，"血不利则为水"，肾虚是水肿病的根本和关键。

总之，金维良老师认为肾性水肿的发病有以下几个特点。第一是本病多表现为本虚标实，即肺脾肾三脏亏虚为本，而以肾虚为根本、关键，湿瘀阻滞为标。第二很多顽固性水肿常伴蛋白尿、血尿。蛋白、血液乃精微物质，"饮入于胃，游溢精气，上输于脾，脾气散精，上归于肺，通调水道，下输膀胱，水精四布，五经并行。合于四时，五脏阴阳，揆度以为常也"，肺虚卫气不固，精微不能输布；脾虚不能统摄，精微不能运化；肾虚不能藏精，精微从小便而泄，封藏、固涩失调，造成蛋白丢失、血尿难愈。正虚难复，则易感外邪，外邪侵袭，则正气更伤，而且常挟湿邪，以致病情缠绵，更加难愈。第三临床常见很多长期应用激素的患者，有潮热、盗汗、五心烦热、失眠多梦等阴虚内热的表现。因为激素为阳热之品，易劫阴耗气，易酿生湿热，疾病缠绵，不能不加以重视。

3. 肾性水肿的中医治疗策略

关于肾性水肿的中医治疗，金维良老师指出应当紧抓病因病机，即所谓"谨守病机""必伏其所主而先其所因"，抓住主要矛盾，兼顾次要矛盾；必须辨证准确，而辨证的准确在于详细询问患者发病原因、发病过程、临床主要表现，然后结合舌脉，整个的、思辨的悟析出其病理机制，才能够准确的、无误的处方用药，切忌根据教科书上的症状描述对号入座、套用证型，避免犯简单而机械的错误。根据肾虚为本，湿瘀为标的疾病特点，提出"益肾解毒"之法治疗肾性水肿的原则，毒即湿和瘀，在补益肺脾肾的同时，注意痰湿瘀血的清除；临床常用六味地黄汤为底，配伍丹参、白茅根、枸杞子、沙苑子、金樱子等药物，取得了很好的临床疗效。而中医的优势是辨证论治，因此，在临床上不可拘泥于一证一方，应特别注意以下几点：

第一，治水肿须分阴阳，因风邪湿热者为阳水，因肺脾肾虚者为阴水，湿热壅滞属阳，浊气凝滞属阴。标本、缓急有所不同，故治疗亦应略有差异，在益肾解毒的基础上，可加用发汗、利尿、健脾、温肾等品。

第二，针对很多慢性肾病所致的顽固性水肿伴有蛋白尿、血尿的情况，坚持从虚进行论治，以益肾为主，在益肾的基础上加补肺健脾之品。可选用玉屏风散、补中益气汤等方，临证常用生黄芪、白术、山药、茯苓、金樱子、莲须、芡实、沙苑子、枸杞子、覆盆子等药物。特别是黄芪重用有增加尿量、显著减少尿蛋白、改善肾功能的作用，与现代药理研究一致，为临床常用之品。对于伴有尿血者，常喜用白茅根、仙鹤草、茜草、血余炭等药物以止血而不留瘀。

第三，临床长期应用激素而致阴虚内热者，则予益肾解毒合剂。益肾解毒合剂是金维良老师经多年临床验证而创制的自制制剂，已在我院应用了十余年，该合剂由生地黄、牡丹皮、茯苓、泽泻、山药、山茱萸、黄芪、白术、防风、石韦、蝉蜕、白花蛇舌草、半枝莲、丹参、红花、赤芍、蒲公英、黄芩、薏苡仁、白茅根等20余位中药组成，该方宗景岳"凡治肿者必先治水，治水者必先治气……惟下焦之真气得行始能传化，惟下焦之真水得位始能分清"之意，故以六味地黄汤为底，配伍白术、黄芪则能补益脾肾，化气行水，补肾不忘补脾，补脾不忘补肾，且水最畏土，健脾以制水，则肿得消；因慢性肾病常因外感而复发，故用黄芪、白术、防风、蝉蜕益气固表、防外感而反复；而防风、蝉蜕配伍白花蛇舌草、半枝莲、公英、石韦、白茅根等则能增强清热解毒药对肾络热毒的透泄作用；白术、山药、薏苡仁健脾渗湿，配合黄芪固护正气，增强机体抗病能力；血不利则为水，久病必有瘀，故用丹参、红花、赤芍活血化瘀，改善肾循环；因患者常有长期应用激素或应用辛燥之品而致阴虚内热、湿瘀阻滞，故配伍白花蛇舌草、半枝莲、白茅根、蒲公英等滋阴清热解毒，清除湿瘀。总之本合剂能够起到益肾养阴、清热利湿之效，对肾性水肿肾阴亏虚、特别是慢性肾病应用激素后导致的阴虚内热者疗效显著。

第四，中医有久病入络之说，因此对于水肿反复难消者，常在辨证的基本方的基础上加用活血通络之品，如泽兰、益母草、丹参、赤芍、红花等，取血行水亦行之意。但应当明了，久病入络出现气血不通、瘀血内阻时未必会出现像教科书上所描述的诸如腰部刺痛、尿血、皮肤瘀斑等表现，中医所谓"神而明之，存乎一心"，不可拘泥。

第五，治疗肾性水肿强调平补平泻，扶正祛邪，调理脏腑。但对于肾阳亏虚者，只要辨证准确，就应该大胆使用附子、干姜、桂枝等温阳益肾之品，切不可惧其温热峻猛之性而不敢用。

第六，临床可见慢性肾病患者常因外感等而致水肿反复发作，作为医生不可不防，这也正是体现中医"治未病"

优势的地方。我们常讲未病先防、已病防变，对于这类患者一定要扶助其正气，主要是补益肺脾肾，"正气存内，邪不可干"，根据其体质，或补肾为主，兼顾肺脾；或补脾为主，兼顾肺肾；或补肺为主，兼顾脾肾，用药方能分清主次。同时，强调饮食起居的调护，"饮食有节，起居有常，不妄作劳，故能形与神俱"。

总之，治疗肾性水肿，一定要"辨在络在经，在腑在脏，又须察虚实，然后再辨其因寒因热、因湿因痰、因气因血、因滞因积，审而治之"。做医生，在学术上就要精益求精，不断进取，提高业务知识，才能更好地为患者服务。

（原发表于《中国医药科学》2016 年第 23 期）